Rita Knoblauch

Genuss ohne Reue

Ernährungsleitfaden für Dialysepatienten

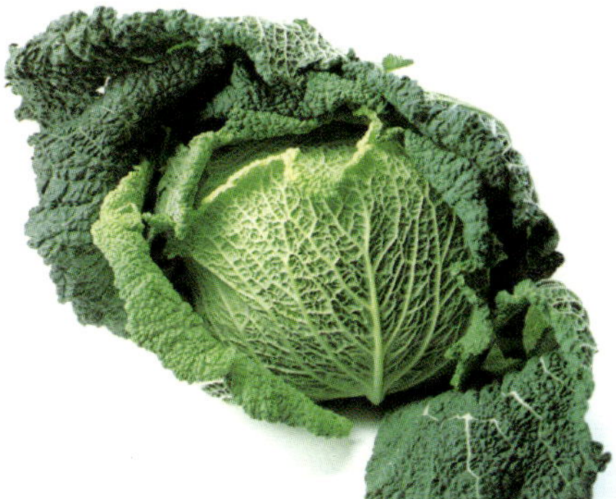

Lektorat und redaktionelle Bearbeitung:
Jutta Martini, Büdingen (Hessen)
Druck und Verarbeitung: Bednarek Druck GmbH, Mühlheim (Hessen)
Fotos: Erol Gurian, München
S. 27 aid Infodienst, Bonn
Grafik: Harald Trosch, Neu-Isenburg

ISBN 3-9803248-3-4

INHALT

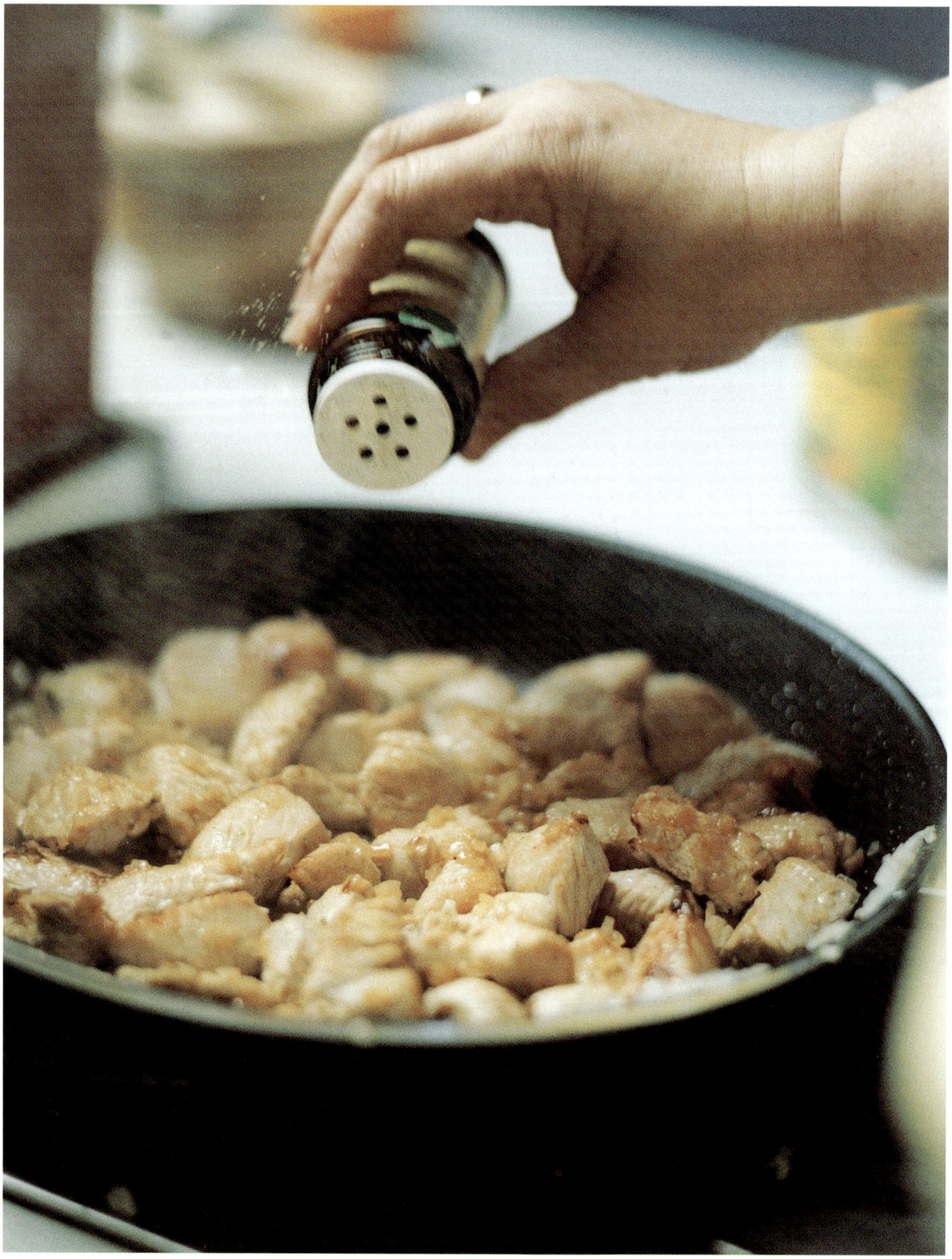

VORWORT

Der eklatante Mangel an Dialysemöglichkeiten in den 60er Jahren erzwang die Suche nach Alternativen, um den Beginn der Dialysebehandlung hinauszuzögern. Fußend auf den experimentellen Daten zur Wertigkeit der Proteine von Kofranyi und Jekat publizierten Kluthe und Quirin 1968 erstmals Rezepte zur Kartoffel-Ei-Diät in ihrem bis heute gültigen Standardwerk „Diätbuch für Nierenkranke". Was damals Hoffnung war, ist heute wissenschaftlich bewiesene Realität: Eine eiweißreduzierte Kost kann die Progression einer chronischen Nierenerkrankung hemmen, insbesondere bei Diabetikern, und somit den Beginn der Dialysebehandlung hinauszögern. Wird der Patient jedoch dialysepflichtig, ändern sich die Prioritäten der diätetischen Maßnahmen: Nunmehr gilt es, einen Eiweißmangel, der zu einer verkürzten Lebenserwartung führt, zu vermeiden, ebenso Kalium- und Phosphatexzesse mit ihren Risiken für das Herz und das Knochenskelett zu unterbinden.

Ich war zu Beginn meiner Tätigkeit 1971 in Bottrop von den Vorstellungen von Professor Kluthe so überzeugt, dass ich ihn im Mai 1972 bat, anstelle einer im Hause nicht verfügbaren Diätassistentin eine meiner Dialyseschwestern der ersten Stunde, Frau Rita Knoblauch, zu einem Kurs über die Kartoffel-Ei-Diät zu akzeptieren. Dies erwies sich als eine zukunftsweisende Investition für unser Zentrum.
Ihre im Laufe der Jahre erworbenen profunden Kenntnisse der diätetischen Bedürfnisse der Dialysepatienten, ihre pädagogischen Fähigkeiten und ihr Einfühlungsvermögen in die Probleme der Patienten durch ihre fortlaufende Tätigkeit als Dialyseschwester führten zu einer hohen Akzeptanz ihrer Diätvorschriften bei den Patienten. Dies veranlasste das KfH 1998, als Pilotprojekt einen Kochkurs für Dialysepatienten und deren Angehörige unter der Leitung von Frau Knoblauch zu unterstützen, der in den Räumen des Gesundheitshauses Quellenbusch in Bottrop startete und bis heute mit immer neuen Interessenten fortgeführt wird.

Das vorliegende Büchlein ist Essenz der in diesem Rahmen von allen Beteiligten erarbeiteten und erprobten Rezepte. Dabei heißt das Motto:

Vielseitig, abwechslungsreich und vollwertig.

Es ist leicht verständlich abgefasst und praktikabel. Viel Spaß beim Nachkochen.

Juni 2003, Dr. E.R. Debusmann

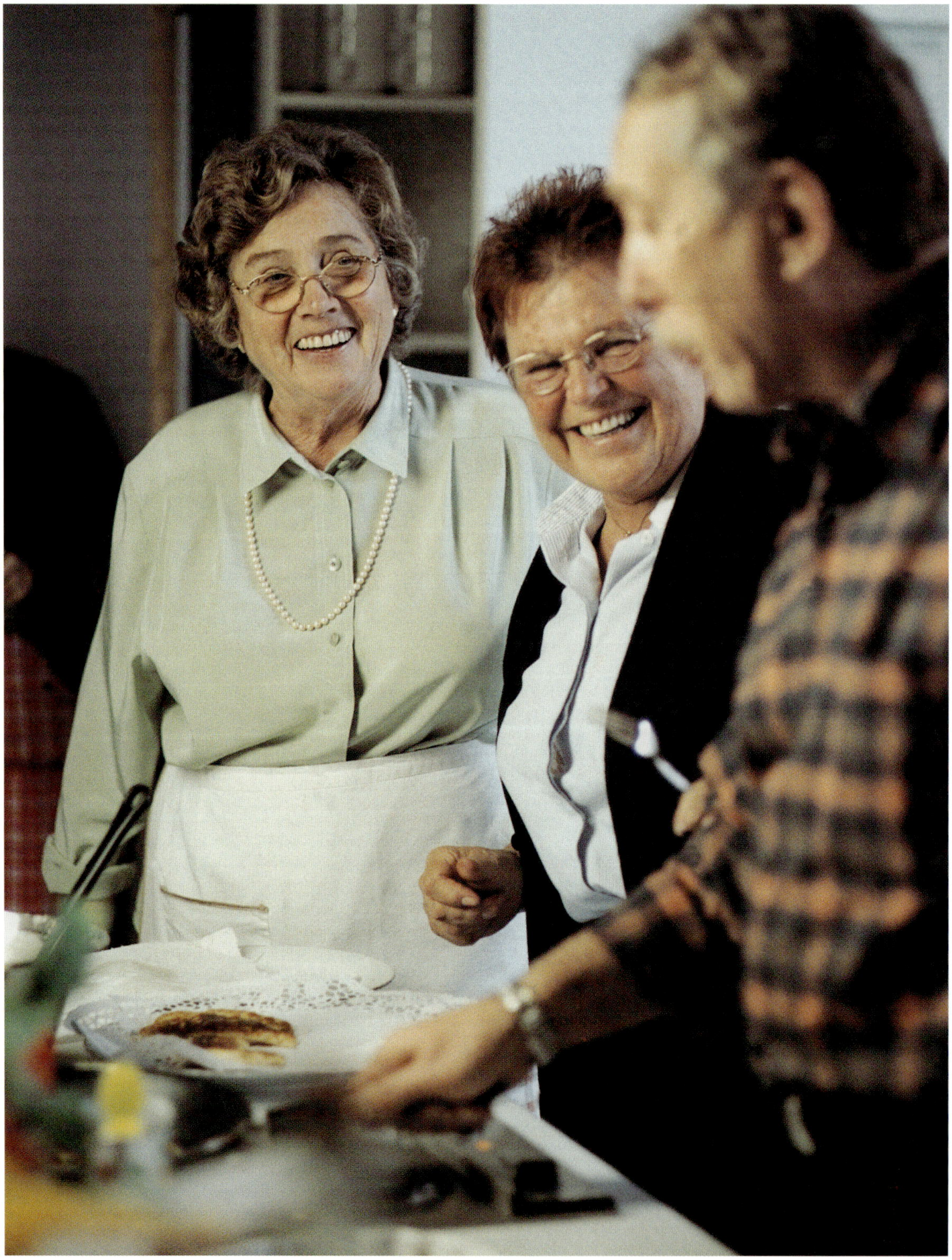

EINLEITUNG UND DANK

Die Idee zu diesem Buch entstand in unserem Koch-Treff, der seit Juli 1998 im Gesundheitshaus Quellenbusch in Bottrop stattfindet. Dort treffen sich alle sechs Wochen dialysepflichtige Nierenkranke, die im KfH Bottrop behandelt werden oder zu Hause Hämo- oder Peritonealdialyse praktizieren. In der Regel finden sich zu den Koch-Treffs 10 bis 15 Personen ein. Hier bietet sich die Möglichkeit, neue Nahrungsmittel und Rezepte und ein kaliumsparendes Zubereiten der Mahlzeiten kennen zu lernen.

Die gesamte Praxis der Ernährungsberatung für Dialysepatienten in Bottrop begann im Oktober 1971 mit der Eröffnung der Dialysestation des Knappschafts-Krankenhauses Bottrop unter der Leitung von Dr. E.R. Debusmann. Er erkannte sehr früh, dass die Ernährungsberatung unverzichtbarer Bestandteil der Dialysebehandlung ist. Die Ernährungsschulung für dialysepflichtige Kranke, so wie sie heute in unserem Zentrum praktiziert wird, wäre ohne ihn nicht möglich gewesen. Dr. E.R. Debusmann war jahrelang alleiniger ärztlicher Leiter unseres Zentrums.

Unabhängig von den regelmäßig stattfindenden Beratungen weisen wir in separaten Veranstaltungen, die für alle offen sind, auf den Faktor „Ernährung“ im Rahmen der Dialysebehandlung hin. In einer solchen demonstrierte ich den Gehalt von Eiweiß, Kalium und Phosphor in abgewogenen Lebensmitteln und in verschiedenen Gerichten, die ich zu Hause zubereitet hatte. Im Anschluss an diese Veranstaltung fragte mich Dr. Voßkühler, der neben Dr. Debusmann unser Dialysezentrum leitet, ob ich bereit wäre, einen Kochkurs für unsere Patienten ins Leben zu rufen. Und ob ich bereit war!

Die passenden Räumlichkeiten fanden wir im benachbarten Gesundheitshaus Quellenbusch, dessen Leiter, Herr P. Roggenbuck, für eine einladende Atmosphäre gesorgt hatte, sodass wir uns in der komplett eingerichteten Lehrküche gleich wohl fühlten. Direkt vor der Küche liegt ein großer Gemüse- und Kräutergarten, in dem wir uns bedienen dürfen.

Wir treffen uns jeweils um 17 Uhr. Die Auswahl der Speisen, die Terminabsprachen, Einladungen, den Einkauf der Lebensmittel, die Vorbereitung der Kartoffeln (sofern sie auf dem Speiseplan stehen) und die Anlieferung der Waren sind meine Aufgaben. Die Zubereitung erfolgt gemeinsam und Herr Dr. Voßkühler gibt mit seiner Anwesenheit beim Essen den nötigen ärzt-

lichen Hintergrund und Patienten und Angehörige nutzen diese Gelegenheit gern, um die eine oder andere Frage in Ruhe zu besprechen.

Nachdem die Rezepte verteilt sind, setzt sich eine Bewegung in Gang, die ich nur mit einer Fahrt auf der Achterbahn vergleichen kann. Hier lernt man den Kranken als aktive Kraft außerhalb des Krankenbettes kennen. Energie, Phantasie, Humor, konzentriertes Arbeiten, die Rolle des Ehepartners, Gedankenaustausch, turbulentes Treiben an den Arbeitsflächen werden mit dem Fotoapparat festgehalten. Das Essen in großer Runde gibt der Nahrungsaufnahme einen besonderen Stellenwert.

Welche Punkte sind mir bei der Gestaltung des Koch-Treffs wichtig?

1. Die Menüauswahl richtet sich nach der Jahreszeit. Es werden möglichst frisches Obst und Gemüse der Saison zubereitet. Abstriche werden erst gemacht, wenn Kalium- oder Phosphormenge bei der vorherigen Berechnung überschritten sind.

2. Pro Menü habe ich eine Obergrenze von 1000 mg Kalium und 600 mg Phosphor gesetzt. Um das Auge für diese Mengen zu schulen, sind zwei Küchenwaagen im Einsatz. Den Berechnungen liegen aktuelle Nahrungsmitteltabellen zugrunde, bei denen die Werte auf- oder abgerundet sind. Meine Empfehlung an alle Dialysepatienten seit vielen Jahren lautet, zehn Tage lang alles, was gegessen und getrunken wird, abzuwiegen, den Eiweiß-, Kalium- und Phosphorgehalt auszurechnen und aufzuschreiben, welche Mengen an Eiweiß, Kalium und Phosphor pro Tag zusammenkommen. Diese Empfehlung soll hier auf praktische Weise nahe gebracht werden.

3. Bei jedem Treff werden Fotos gemacht und im Zentrum ausgehängt.

4. Lopino und Vollgetreide werden jedes Mal verwendet. Gerade die Rezepte mit Vollgetreide kommen Diabetikern sehr entgegen, weil Kohlenhydrate, die an Ballaststoffe gebunden sind, den Blutzucker langsam und gleichmäßig ansteigen lassen.

Bei der Gestaltung des Speiseplanes sollte man bedenken, dass oft nur ein Teil der Mineralien und Vitamine vom Körper aufgenommen wird. Deshalb lege ich bei der Speisenauswahl großen Wert auf Vielseitigkeit.

Ziel dieses Buches ist es, möglichst vielen Dialysepatienten ein entspanntes Verhältnis zum Essen zu ermöglichen. Ich wünsche Ihnen, dass Sie Gefallen an diesem Buch finden und möglichst viel für Ihre tägliche Ernährungspraxis übernehmen können.

Danken möchte ich allen, die an der Verwirklichung dieses Buches mitgearbeitet haben, ganz besonders Herrn Olaf Witt, Leiter der Abteilung Unternehmenskommunikation und -marketing im KfH, Neu-Isenburg, der die Idee zu diesem Buch in konkrete Bahnen gelenkt hat, und Frau Bettina Jung, die stets mit unerschütterlicher Energie den Plan, dieses Buch in die Tat umzusetzen, verfolgt hat.

Juni 2003, Rita Knoblauch

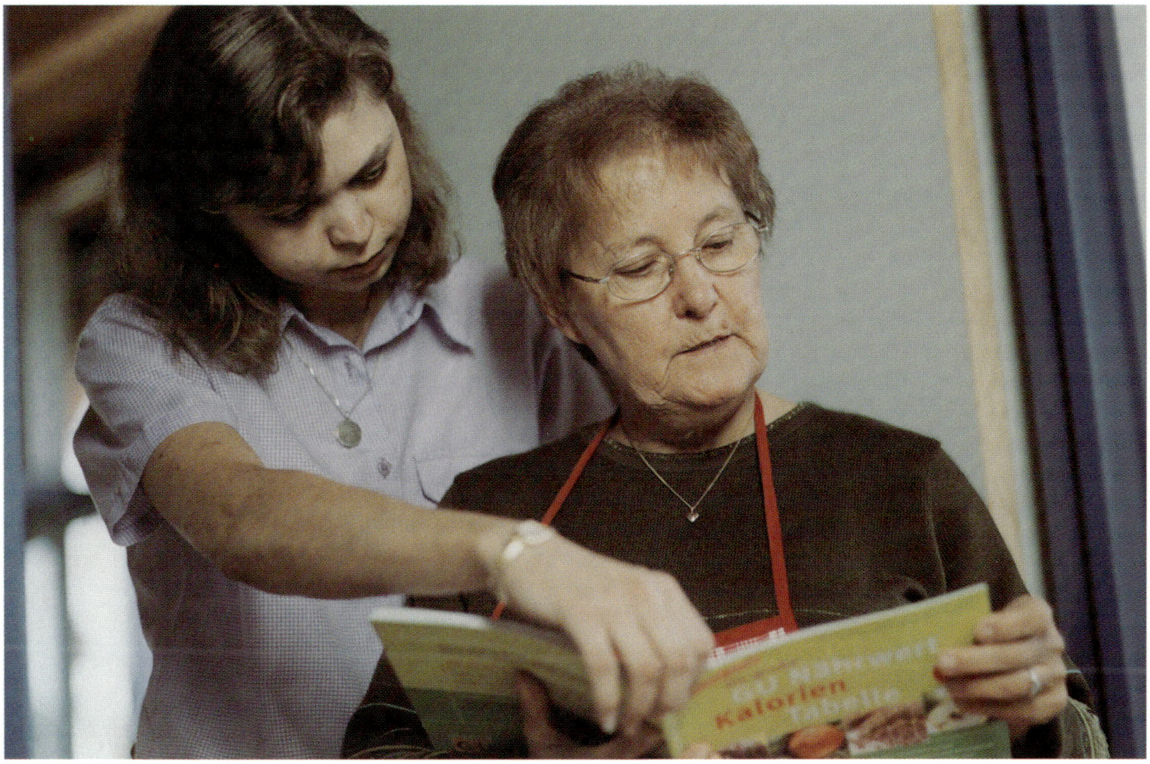

WIE SIE DIESES BUCH AM BESTEN NUTZEN

Dieses Buch wurde geschrieben für Hämo- und Peritonealdialysepatienten.

Um es sinnvoll zu nutzen, sollten Sie bereit sein, zehn Tage lang alles, was Sie essen und trinken, abzuwiegen, aufzuschreiben und die aufgenommene Menge an Eiweiß, Kalium und Phosphor auszurechnen. Auf die täglich erreichte Menge dieser Stoffe kommt es an.

Sie benötigen einen DIN A 4 Block, einen Bleistift und eine Küchenwaage. Fleisch und Fisch werden roh gewogen, das Gemüse nach dem Waschen und Zerkleinern. Beim Abwiegen kommt es nicht genau auf jedes Milligramm an. Die Werte in den Tabellen können auf- oder abgerundet werden. Wesentlich ist, dass Sie die Gesamtmengen der Nahrungsmittel, die Sie verzehren, überhaupt einmal berechnen. Ziel dieser Maßnahme ist es, einer Über- oder Unterversorgung entgegenzuwirken.

Die Nahrungsaufnahme ist ein wichtiger Bestandteil unseres Lebens. Und sicher möchten Sie auch als Dialysepatient so abwechslungsreich wie möglich essen. Und Ihre Erkrankung ist chronisch; Sie müssen bzw. Sie können jahrelang behandelt werden. Finden Sie nicht auch, dass dies Grund genug ist, das Abwiegen und Ausrechnen 10 Tage lang auf sich zu nehmen?

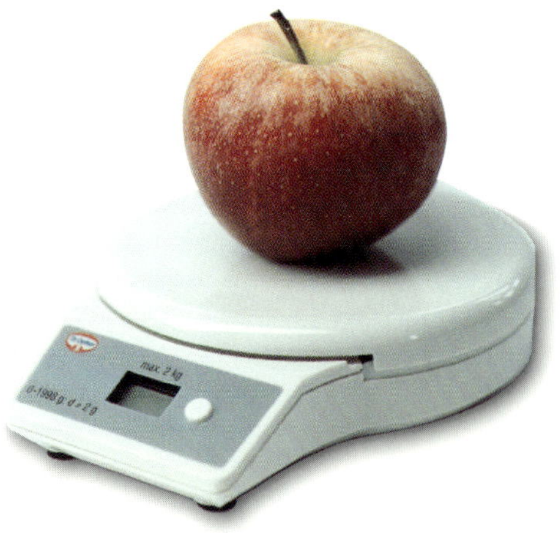

NÄHRSTOFFE UND KALORIEN

Eiweiß

Eiweiße (Proteine) bestehen aus Aminosäuren, die zum Aufbau und Erhalt der Muskulatur und Organe benötigt werden. Es gibt lebensnotwendige Aminosäuren, die der menschliche Organismus nicht selbst herstellen kann. Man nennt sie essentielle Aminosäuren. Daneben gibt es nicht essentielle Aminosäuren, die der Körper selbst synthetisieren kann. Diese sind untereinander und durch essentielle Aminosäuren ersetzbar.
Die Eiweiße, die wir zu uns nehmen, sind unterschiedlich wertvoll für den Körper. Ihre Wertigkeit hängt davon ab, aus welchen Aminosäuren sie zusammengesetzt sind. Eine besonders hohe biologische Wertigkeit hat die Kombination Kartoffel-Ei, wenn sie in einer Mahlzeit verzehrt wird.

Die Empfehlung für den normalen gesunden Menschen lautet 0,8 g Eiweiß/kg Körpergewicht/Tag. Hierbei wird das Normalgewicht (Körpergröße in cm – 100 = Normalgewicht in kg) zugrunde gelegt. Bei einer Größe von beispielsweise 1,60 m beträgt das Normalgewicht 60 kg und damit die empfohlene Eiweißzufuhr 48 g (60 x 0,8) pro Tag.
Bei Dialysepatienten ist die Situation etwas anders. Bei jeder Hämodialyse gehen unbeabsichtigt Aminosäuren verloren, bei der Peritonealdialyse sogar komplette Eiweißkörper. Deshalb haben Dialysepatienten einen erhöhten Eiweißbedarf. Sie benötigen ca. 1,1 bis 1,2 g Eiweiß/kg Körpergewicht/Tag. Das bedeutet bei einer Größe von 1,60 m 66 bis 72 g Eiweiß (60 x 1,1 bzw. 60 x 1,2) pro Tag.
Menschen, die die Peritonealdialyse praktizieren, wird eine noch höhere Eiweißaufnahme empfohlen. Sie sollten 1,5 g Eiweiß/kg Körpergewicht/Tag zu sich nehmen.
Es gilt außerdem: Je weniger Eiweiß die tägliche Nahrung enthält, desto hochwertiger muss das aufgenommene Eiweiß sein.

Für die tägliche Praxis empfehle ich einen Rahmen von 50 bis 70 g oder 50 bis 80 g je nach Normalgewicht (für Hämodialysepatienten) bzw. 50 bis 90 g (für Peritonealdialysepatienten) Eiweiß/Tag.
Dabei ist es weniger schädlich, 5 bis 10 g Eiweiß täglich mehr zu verzehren als die Menge von 50 g Eiweiß ständig zu unterschreiten.
Aus den Aufzeichnungen unserer Kursteilnehmer weiß ich, dass dies vorkommen kann, es sollte aber die Ausnahme

sein. Es zeigt sich immer wieder, dass der Betroffene meint, viel mehr Eiweiß zu sich genommen zu haben, als er tatsächlich getan hat. Die Vorstellung über die zugeführte Eiweißmenge weicht oft stark von der empfohlenen Menge ab.

Nahrungsmittel mit einem hohen Eiweißgehalt sind z.B. Fleisch, Fisch, Käse, Wurst, Lopino und Hülsenfrüchte mit einem Gehalt von 15 g Eiweiß/100 g und mehr. Auch Nüsse sind gute Eiweißlieferanten. Grundsätzlich kann man sagen: Je höher der Eiweißgehalt eines Nahrungsmittels, desto höher ist auch der Phosphatgehalt.

Kalium

Kalium ist ein lebensnotwendiges Mineral, das Nierenkranke genauso benötigen wie gesunde Menschen. Die Deutsche Gesellschaft für Ernährung empfiehlt dem Gesunden eine Kaliumaufnahme von 3000 bis 4000 mg täglich. Dialysepatienten wird eine Beschränkung auf maximal 2000 mg Kalium pro Tag angeraten. Die Festlegung eines Grenzwertes vermittelt das Gefühl, eingeschränkt zu sein. Viele Nierenkranke verzichten aus Angst vor zu hohen Kaliumwerten auf bestimmte Nahrungsmittel und auch viele Gesunde geben sich freiwillig und unbewusst mit einer Tages-Kaliummenge von weniger als 2000 mg zufrieden.

Wer sich intensiv mit Ernährung beschäftigt, wird bestätigen, dass auch viele Nierengesunde die für Dialysepatienten empfohlene Tagesmenge nicht erreichen. Gespräche mit Verwandten, Bekannten, Kollegen und die Aufzeichnungen von Patienten haben dies klar gezeigt. Die meisten von uns sind von den empfohlenen Kaliummengen weit entfernt. Aus Angst vor einem zu hohen Kaliumwert habe ich bei Patienten Ernährungspläne gesehen, bei denen gerade eine tägliche Kaliummenge von 1000 mg erreicht wurde. Mit dieser Kaliummenge ist es nahezu ausgeschlossen, eine akzeptable Eiweißmenge von 50 bis 70 g durch die Nahrungsaufnahme zu erreichen.

Die Beachtung der Kaliumzufuhr hat dennoch für den Dialysepatienten absoluten Vorrang, denn ein Zuviel kann lebensbedrohliche Folgen haben. Trotzdem sind die pauschalen Empfehlungen für die Kaliumaufnahme besonders für Nierenkranke nur ein sehr grobes Raster, da bei jedem Kranken die Nierenausscheidung anders ist. So kann bei dem einen Patienten die tägliche Grenze bei 1600 mg Kalium erreicht sein, bei dem anderen erst bei 2200 mg. Genauen Aufschluss, welches Ihr persönlicher Grenzwert für Kalium ist, geben die Blutwerte.

Auch auf die Lebensqualität wirkt sich die Angst vor zu hohen Kaliumwerten aus. Viele Nierenkranke verzichten auf Frischobst und -gemüse sowie auf andere kaliumreiche Nahrungsmittel. Auf den ersten Blick mag dies einfach erscheinen, aber über die Jahre gesehen wird ein solcher Verzicht immer schwieriger und mündet in einer Mangelernährung. Stellen Sie sich vor, Ihr Arzt würde sagen: *„Sie sind Dialysepatient und müssen ab jetzt unbedingt jeden Tag 100 g frische Erdbeeren essen!“* Was glauben Sie, wie lange diese appetitlichen, roten Früchte begehrenswert für Sie wären? Und es bleibt die Frage, wie sinnvoll im medizinischen Sinne ein solcher Verzicht wirklich ist.

Eine Erhöhung des Serumkaliumwertes kann neben einem Kaliumüberschuss in der Nahrung auch andere Ursachen haben. So haben auch eine Übersäuerung des Blutes und der Abbau von Körpersubstanz erhöhte Kaliumwerte zur Folge.

Mithilfe dieses Buches können Sie lernen, ein sicheres Gefühl für die Kaliummengen zu entwickeln, die in Ihren Nahrungsmittelmengen enthalten sind. Wenn Sie diese Sicherheit erreicht haben, können Sie viel souveräner mit allem, was mit der Ernährung zu tun hat, umgehen.

Phosphor

Der größte Teil dieses lebenswichtigen Minerals befindet sich in den Knochen und in den Zähnen. Nur ein geringer Teil ist im Blut und reguliert den Säure-Basen-Haushalt. Ohne Phosphor könnte z.B. die Energie, die wir aus unserer Nahrung gewinnen, nicht in Muskelarbeit umgesetzt werden. Phosphor ist in jeder Zelle enthalten und für die Gehirn- und Nerventätigkeit von besonderer Bedeutung. Außerdem reguliert Phosphor eine ganze Reihe von Enzymreaktionen.

In unserer Nahrung kommt Phosphor meistens in Kombination mit Eiweiß und Kalzium vor, sodass eine eiweißreiche Ernährung automatisch eine größere Menge Phosphor liefert. Nur etwa 70 Prozent des in der Nahrung enthaltenen Phosphors werden vom Darm resorbiert. Der resorbierte Anteil steigt bei einem geringen Angebot an Phosphor oder einem erhöhten Bedarf. Auch Vitamin D verbessert die Phosphoraufnahme. Zu den Stoffen, die die Aufnahme von Phosphor hemmen, gehören z.B. Aluminium und Phytin. Diese beiden Stoffe binden Phosphor, sodass er nicht vom Körper aufgenommen werden kann.

Die empfohlene Tagesmenge für den gesunden Erwachsenen liegt bei 800 mg. Dialysepatienten wird 800 bis 1200 mg täglich empfohlen. Phosphor wird meist zusammen mit Eiweiß aufgenommen und damit Nierenkranke die von ihnen benötigte höhere Menge an Eiweiß auch aufnehmen können, wurde der Höchstwert für Phosphor angehoben.

Kochsalz (Natrium-Chlorid)

Kochsalz besteht aus den Elementen Natrium und Chlorid. 1 Gramm (= 1000 mg) Natrium-Chlorid setzt sich aus 400 mg Natrium und 600 mg Chlorid zusammen. Da Natrium die würzende und wasserbindende Eigenschaft besitzt, die wir allgemein unter Salz verstehen, wird in der Regel im Zusammenhang mit Kochsalz nur von Natrium gesprochen. 400 mg Natrium entsprechen also 1 g Kochsalz.

Natrium ist ein lebenswichtiges Mineral. Zusammen mit Kalium sorgt es dafür, dass der Konzentrationsunterschied innerhalb und außerhalb der Körperzellen aufrechterhalten wird. Trotzdem wird immer wieder davor gewarnt, zu viel Kochsalz zu verzehren, denn das kann zu Bluthochdruck führen.
Für Dialysepatienten ist noch ein anderes Kriterium für den persönlichen Salzverbrauch ausschlaggebend: das Durstgefühl. Durst entsteht nach übermäßigem Genuss von Salz, das entweder als reines Würzmittel den Speisen zugegeben wird oder Bestandteil eines Nahrungsmittels ist. Dialysepatienten müssen in der Regel eine eingeschränkte Trinkmenge beachten. Sie können bei Durst also nicht so viel trinken, wie sie wollen. Deshalb unterliegt das bewusst salzig Essen allein dem Willen des Patienten. Abgesehen von der Anordnung des Arztes muss jeder selbst entscheiden, wo die eigene Grenze liegt. Sie müssen nicht auf ein paar Körnchen Salz verzichten, z.B. für Tomate oder Ei, doch vermeiden Sie die „Überdosis", also das teelöffelweise Salzen beim Kochen. Quälendes Durstgefühl wird bei eingeschränkter Trinkmenge problematisch.

Sowohl Dialysepatienten als auch Nierengesunden werden 2400 mg Natrium (das entspricht 6 g Kochsalz) pro Tag empfohlen. Die Kochsalzmenge, die im Laufe meiner 30-jährigen Berufserfahrung in den Plänen der Patienten immer wieder aufgetauchte, liegt bei 800 bis 2400 mg Natrium pro Tag.
Die Natriummenge, die sich in Nahrungsmitteln befindet, lässt sich anhand von Tabellen errechnen. Schwieriger ist es, die Salzmenge, die evtl. beim Kochen dazugegeben wird, genau zu bestimmen. Eine Hilfe könnte Folgendes sein: Lassen Sie sich von Ihrem Apotheker mehrere kleine Plastikbriefchen mit je 1 g Kochsalz abwiegen. (Beim Apotheker deshalb, weil Apotheker es gewohnt sind, kleinste Mengen genau abzuwiegen.) Diese kleinen Päckchen können Sie je nach Bedarf verwenden. Auch das Auge wird dadurch für diese Menge geschult.

Bei unseren Koch-Treffs benutzen wir zwei salzfreie Würzmischungen der Firma Brecht (Delikata und Endoferm) sowie Kräutersalz, das mit Steinsalz und vielen Kräutern zubereitet ist. Steinsalz ist un-

raffiniert und hat noch einen natürlichen Jodanteil. Alle drei sind im Reformhaus erhältlich. Die Firma Gewürzmühle Brecht hat jahrzehntelange Erfahrung in der Herstellung von Gewürzen und achtet besonders auf die Herkunft der Rohstoffe.
Auf keinen Fall sollten Sie Salzersatz verwenden, da er auf Kaliumbasis hergestellt ist!

Kalorien

Sie werden bei den Rezepten die Kalorienangabe vermissen. Darauf habe ich bewusst verzichtet. Nach 20 Jahren Kalorienwahn weiß jeder, dass Sahnejoghurt mehr Kalorien hat als Magerjoghurt, dass in Öl gebratene oder frittierte Speisen mehr Kalorien haben als gedünstete, gegrillte oder in einer beschichteten Pfanne zubereitete Speisen. Wer zunehmen möchte, weiß inzwischen auch, dass sichtbare und versteckte Fette, Brot mit fetthaltigem Belag sowie Grießspeisen, Nudeln und Haferflocken das Gewicht steigern können, besonders wenn sie mit Sahne oder Butter zubereitet werden. Das Gleiche gilt für süße und salzige Naschereien.

Bei Fett kommt es nicht allein auf den Kaloriengehalt an. Wichtig ist außerdem der Gehalt an ungesättigten (essentiellen) oder gesättigten Fettsäuren. So haben folgende Fette bzw. Nahrungsmittel alle einen Kaloriengehalt von 700 bis 950 kcal/100 g:

- *raffiniertes Bratöl*
- *gehärtetes Frittierfett oder Kokosfett*
- *sichtbares Fett an Fleisch und Wurst*
- *Fett in Käse und zubereiteten Nahrungsmitteln wie Schokolade, Eiscreme, Gebäck, Wurst*
- *Majonäse*
- *Margarine*
- *Nüsse*
- *Butter*
- *kaltgepresstes, naturbelassenes, natives Pflanzenöl aus der ersten Pressung.*

Allein auf dem Kaloriengehalt bezogen, sind diese Nahrungsmittel alle gleichwertig. Doch nur in Nüssen, Butter, ausgewählten Margarinesorten und den kaltgepressten Pflanzenölen finden sich die lebensnotwendigen (essentiellen) Fettsäuren. Diese Fettsäuren kann unser Körper nicht selbst bilden, sie müssen ihm mit der Nahrung zugeführt werden. Jeder, der abnehmen möchte, sollte besonders auf die richtige Auswahl und Menge des verwendeten Fettes achten.

Bei unseren Koch-Treffs verwenden wir kaltgepresstes Sonnenblumenöl der Firmen Eden und Fauser Vitaquell. Es hat einen dezenten Geschmack und wird in einer lichtundurchlässigen Dose verkauft. Dies bietet Schutz für die darin enthaltenen Vitamine und Fettsäuren. Zum Braten nehmen wir eines der herkömmlichen Bratöle, Butter, Butterschmalz oder Schweineschmalz, ganz wie es das Rezept verlangt.

Für Dialysepatienten gibt es im Hinblick auf die Kalorienzufuhr eine Besonderheit. Durch die Einschränkung der Kalium- und Phosphoraufnahme kann es zu einer Unterversorgung mit Kalorien kommen, was zu einer Gewichtsabnahme führt. Außerdem wurde bereits der dialysebedingte Verlust von Aminosäuren angesprochen. Bei einem kontinuierlichen Gewichtsverlust müssen deshalb Kalorien in Form von Fett und Kohlenhydraten zugeführt werden. Als stationärer Patient brauchen Sie sich nicht darum zu kümmern, denn der Arzt wird die Anordnungen treffen und die Diätassistentin wird eine Kost zusammenstellen, die Ihrem Bedarf entspricht. Zu Hause entscheiden Sie selbst, womit Sie Kalorien zuführen. Da man dem Kalorienthema heutzutage immer noch nicht ausweichen kann, dürfte Ihnen die Auswahl nicht schwer fallen. Im Notfall kann Ihnen Ihr Arzt hier auch weiterhelfen.

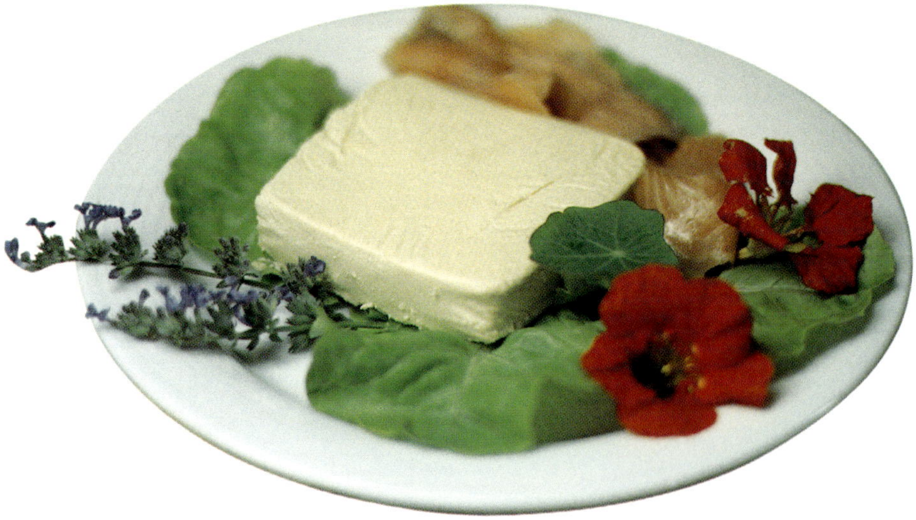

Lopino, siehe dazu Rezepte auf Seite 33 ff

NAHRUNGSMITTEL

Vollkorn

Das Getreidekorn besteht aus dem Mehlkörper, dem Keim und den Randschichten. In der heutigen Ernährung wird es häufig nur zum Teil verzehrt. Der Keim und die Randschichten, die viele wichtige Stoffe wie Vitamine und Mineralstoffe enthalten, sind meist entfernt. Das typisch weiße Mehl, das heute überwiegend verwendet wird und fast nur noch Kohlenhydrate und einen Teil Eiweiß enthält, entsteht durch das Entfernen des Keims und der Randschichten.

Welche Vorzüge bietet die Ernährung mit Vollkorn?

Wichtig ist die Zufuhr verschiedener Vitamine, besonders des B-Komplexes wie Vitamin-B_1, Vitamin-B_2, Niacin, Vitamin-B_6, Folsäure, Pantothensäure und Biotin. Aber auch eine Reihe von Mineralstoffen wie Magnesium, Kalium, Phosphor, Eisen, Zink, Kupfer und Mangan sind in Vollkornprodukten enthalten. Darüber hinaus liegt der Natriumgehalt unter 5 mg/100 g. Vollkornprodukte haben viele Ballaststoffe und sättigen gut. Eine Menge von 30 g Vollkorn pro Person und Mahlzeit ist ausreichend. Außerdem lassen sich Vollkorn und Vollkornprodukte lange lagern, wenn sie trocken aufbewahrt werden. Und nicht zuletzt spricht der niedrige Preis im Verhältnis zum Wert der Produkte für unseren Stoffwechsel für einen höheren Verzehr von Vollkornprodukten.

Im Koch-Treff haben wir Hirse, Buchweizen, Hafer, Quinoa, Vollkornnudeln, Naturreis und frisch angesetzte Weizenkeime als Vollkorngetreide bzw. -produkte verwendet. Eine andere Möglichkeit, vollwertiges Getreide zu essen, ist der Frischkornbrei (Rezept s. S. 46). Aber auch Getreideprodukte, die durch eine weitere Verarbeitung, etwa der Entfernung des Keims und der Randschichten, nicht mehr so vollwertig sind, haben ebenfalls ihren Platz in der Ernährung des Dialysepatienten. Dazu gehören Weizen- und Roggenauszugsmehle und alle daraus hergestellten Produkte wie Brot, Brötchen, Nudeln und Semmelklöße. Auch Weizengrieß, Haferflocken und Cornflakes stehen auf dem Speiseplan. Der Kaliumgehalt dieser Nahrungsmittel ist relativ niedrig und sie können dazu beitragen, das Körpergewicht zu erhöhen.

Lopino

Lopino ist wie geschaffen für Dialysepatienten. Schon als ich 1998 die Informationsunterlagen des Herstellers bekam, war klar, dass ich dieses Lebensmittel in unseren Koch-Treff einbringen würde. Die Nährstoffangaben hatten mich schnell überzeugt.

Was ist aber nun Lopino?
Es handelt sich um ein Produkt aus dem Samen der Süßlupine, die im kontrolliert biologischen Anbau in Norddeutschland gezüchtet wird.

Laut Herstellerangaben enthalten 100 g Lopino:

- *20 g Eiweiß*
- *40 mg Kalium*
- *120 mg Phosphor*
- *11 mg Natrium*
- *3 g Kohlenhydrate (= 1/4 BE)*
- *3,3 g Fett*
- *5,4 mg Eisen (zum Vergleich: 100 g Blattspinat = 3,5 mg Eisen)*

Aus dem niedrigen Fett- und Kohlenhydratgehalt resultiert automatisch ein niedriger Kalorienwert. Außerdem enthält Lopino die Vitamine B_1, B_2, Niacin, B_6 und B_{12} sowie alle essentiellen Aminosäuren. Lopino ist cholesterin- und purinfrei; stellt also keine Belastung des Harnsäurestoffwechsels dar. Es ist geschmacksneutral und ein Allergierisiko bis jetzt nicht bekannt. Zudem wird Lopino ohne Verwendung der Gentechnik und ohne Konservierungstoffe hergestellt.

Sind Sie jetzt motiviert, Lopino auszuprobieren? Sie erhalten es in Naturkostläden und Reformhäusern (s. auch Bezugsquellen S. 98). Machen Sie sich auf die Entdeckungsreise. Lopino können Sie pürieren, zerbröseln, würfeln, cremig rühren oder schmoren. Sie können es in Hackfleisch einbetten oder beim Backen unter den Teig mengen. Für die cremige Verarbeitung empfiehlt es sich, das Lopino-Päckchen mit Folie einige Minuten in warmes Wasser zu legen, denn bei Erhitzen wird Lopino weich. Lopino kann ohne Geschmacksverlust und Konsistenzveränderung eingefroren werden.

Hülsenfrüchte

Hülsenfrüchte – von vielen Menschen heißgeliebt, doch von Dialysepatienten mit einem bedauernden Blick abgelehnt: Sie enthalten viel Kalium. Richtig! Sie enthalten aber nicht nur viel Kalium, sondern auch sehr viel hochwertiges Eiweiß, nämlich fast alle essentiellen Aminosäuren. Außerdem enthalten sie größere Mengen an Zink, Eisen, Kupfer, Mangan und Magnesium und verschiedene B-Vitamine.
Hülsenfrüchte sollten vor der Zubereitung, am besten über Nacht, eingeweicht werden. Die Garzeit verringert sich dadurch. In früheren Jahren hieß es immer wieder, dass durch Einweichen oder Kochen die Phytinsäure zerstört wird. Phytinsäure ist ein sekundärer Pflanzenstoff

und dient der Pflanze u.a. als Speicherform für Phosphor. Man findet sie überwiegend in Getreideprodukten, Hülsenfrüchten und Ölsaaten. Phytinsäure hat die Eigenschaft, mit Mineralstoffen wie Eisen, Calcium, Magnesium und Zink aber auch mit Eiweiß Komplexe zu bilden und so die Bioverfügbarkeit zu vermindern. Diese Wirkung der Phytinsäure ist aber von mehreren Faktoren abhängig, u.a. vom Phytinsäuregehalt selbst, von der Anwesenheit weiterer Substanzen wie Ballaststoffe, Oxalsäure, Zitronensäure, Vitamin C sowie vom Protein- und Phytasegehalt der Lebensmittel.
Es hat sich gezeigt, dass Einweichen und Kochen den Phytinsäuregehalt nicht deutlich senken konnten. Es kann außerdem davon ausgegangen werden, dass Phytinsäure als Bestandteil einer gemischten Kost, wie sie in den westlichen Industrieländern üblich ist, den Eisen- und Zinkgehalt nicht wesentlich beeinträchtigt.

In der folgenden Tabelle sind die Eiweiß-, Kalium- und Phosphorwerte von gegarten Hülsenfrüchten aufgeführt (entnommen aus Kluthe, R. / Quirin, H.: Abwechslungsreiche Diät für Nierenkranke).

Die Werte der gegarten Hülsenfrüchte sind wesentlich niedriger als die der Rohware. Das Einweichwasser sollte auf jeden Fall weggeschüttet werden. Zwar geht dadurch ein Teil der wasserlöslichen B-Vitamine verloren, doch auch Kalium ist in dem Einweichwasser enthalten. Und die Kaliumeinsparung steht im Vordergrund.

Für eine Person sind in der Regel 30 g Hülsenfrüchte (Rohware) ausreichend. Gegart ergeben diese 60 g.
Auch die Kartoffeln, die natürlich in einen Eintopf hingehören, sollten auf jeden Fall 24 Stunden gewässert werden.

Frische Weizenkeime

Frische Weizenkeime sind sehr gesund. Sie versorgen den Körper mit vielen wichtigen Stoffen:

1. mit hochwertigem pflanzlichem Eiweiß: Verschiedene Eiweißbausteine (Aminosäuren) vermehren sich während des Keimens, darunter die essentiellen Aminosäuren Threonin und Lysin, die unser Körper nicht herstellen kann. Sie müssen ihm zugeführt werden.

	Eiweiß g	Kalium mg	Phosphor mg
100 g Erbsen, gegart	*6,5*	*250*	*110*
100 g weiße Bohnen, gegart	*9,1*	*470*	*180*
100 g Linsen, gegart	*8,8*	*260*	*150*

2. mit den Vitaminen B 1, B 2, B 6, C und E: Diese fünf Vitamine werden ebenfalls während der ersten vier Keimtage gebildet.

3. mit den Mineralien Magnesium, Eisen, Kupfer und Zink: Ein Mangel an diesen Mineralstoffen kann zu vielfältigen gesundheitlichen Störungen führen. So kann ein Magnesiummangel u.a. zu Schlaflosigkeit, Muskelzucken, erhöhtem Infarkt- und Thromboserisiko, Störungen des Eiweißaufbaus und Haarausfall führen. Folgen von Eisenmangel sind u.a. Müdigkeit, Leistungsabfall und eine erhöhte Infektionsanfälligkeit.
Kupfermangel äußert sich u.a. in einer gestörten Bildung der roten Blutkörperchen. Kupfer ist außerdem Bestandteil verschiedener Enzyme und wichtig für die Abwehrmechanismen unseres Körpers. Zink hat Einfluss auf das Immunsystem und den Stoffwechsel von Eiweiß und Kohlehydraten. Es stabilisiert die Zellmembran und beschleunigt die Wundheilung.

4. mit Ballaststoffen: Ballaststoffe sind unentbehrlich für eine ausreichende Darmfüllung. Da die Weizenkörner beim Keimen bereits Wasser aufgenommen haben, ist eine zusätzliche Flüssigkeitszufuhr nicht erforderlich.

5. mit einfach und mehrfach ungesättigten Fettsäuren: Bei verschiedenen Untersuchungen von gekeimtem Weizen wurde festgestellt, dass sich der natürliche Gehalt des Weizenkorns an einfach und mehrfach ungesättigten Fettsäuren beim Keimvorgang vermehrt.

Um Weizenkeime herzustellen, besorgen Sie sich ein Paket Weizen (ganzes Korn) aus kontrolliert biologischem Anbau. Sie erhalten diese Ware in Naturkostläden oder Reformhäusern. Nur dann haben Sie die Gewähr, dass es sich um keimfähiges Getreide handelt.

30 g Weizenkörner werden abgewaschen und mit Wasser bedeckt in eine flache Schale mit Deckel gegeben. So ruht der Weizen 24 Stunden lang, bis er genügend Wasser aufgenommen hat. Aufbewahrung im Kühlschrank ist nicht erforderlich. Danach wird das Wasser abgeschüttet und die Körner ohne Wasser in die Schale zurückgegeben. Dort bleiben Sie weitere 24 Stunden zugedeckt stehen. Am dritten Tag zeigen sich kleine weiße Keimspitzen – die Keime sind essfertig.

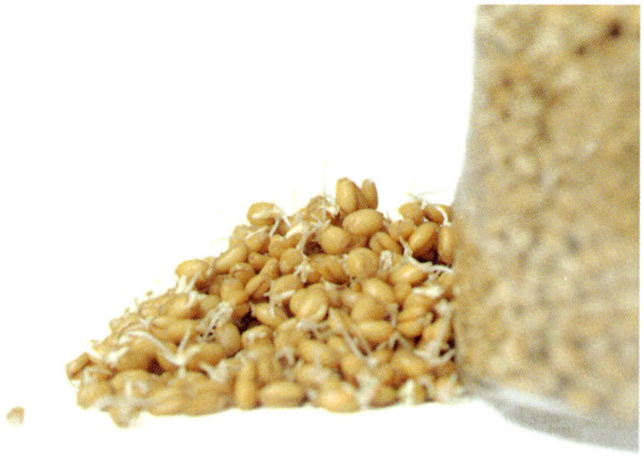

Die Aufbewahrung der Keime im Kühlschrank verzögert das Wachsen der Weizenkeime.

30 g Weizen (als ganzes, unbehandeltes Korn) beinhalten 3,5 g Eiweiß, 151 mg Kalium und 122 mg Phosphor. Wenn Sie die essfertigen Keime auf zwei Tage verteilen, können die Werte halbiert werden.

Achtung: *Es werden auch fertige Weizenkeime in der Packung zum Verkauf angeboten. Allerdings ist die Kalium- und Phosphorbelastung dieser Weizenkeime sehr hoch. Pro 100 g enthalten industriell hergestellte Weizenkeime 837 mg Kalium und 1100 mg Phosphor. Außerdem ist eine zusätzliche Flüssigkeitszufuhr erforderlich, damit ein Aufquellen und damit eine Darmfüllung erfolgen kann.*
Diese Variante der Weizenkeime empfehle ich Ihnen nicht!

Aufgrund eigener Erfahrung kann ich sagen, dass der regelmäßige Verzehr von Weizenkeimen das Verlangen nach Süßigkeiten und Alkohol so stark reduziert, dass diese Genussmittel beim Einkaufen uninteressant werden. Es gibt kein vergleichbar wertvolles Lebensmittel für weniger als 2,50 Euro/kg.

Nüsse

Nüsse und Kalorien werden im Allgemeinen im gleichen Atemzug genannt. Das ist eine traurige Tatsache, denn Nüsse haben Wertvolles zu bieten: Außer essentiellen Fettsäuren enthalten sie viele Vitamine und Mineralien. Nüsse nur unter dem Aspekt von Kalium bzw. Kalorien zu sehen, ist eine eingeschränkte Sichtweise. Nüsse sind fetthaltig, das ist bekannt. Das gut sättigende Fett schützt aber auch davor, maßlos zu essen. Die Qualität des in Nüssen enthaltenen Fettes ist auch nicht vergleichbar mit der von erhitztem Bratfett. Die Qualität von Nussölen ist ungleich höher. So enthalten Nüsse z.B. die Vitamine E, B_1 und Biotin in hohem Maße und die Mineralien Magnesium, Eisen, Zink, Kupfer und Mangan.

Für Dialysepatienten sind Nüsse oft gleichbedeutend mit Kalium, was dazu führt, dass Nüsse ganz aus dem Ernährungsplan gestrichen werden. In der Ernährungsberatung empfehle ich, wenn Verlangen nach Nüssen besteht, 20 bis 30 g der Lieblingssorte ohne Schale abzuwiegen und entsprechend im Tagesplan einzukalkulieren. Diese Menge reicht in der Regel, um den „Nusshunger“ zu befriedigen.

In der folgenden Tabelle finden Sie die Werte der gebräuchlichsten Sorten.

	Eiweiß g	Kalium mg	Phosphor mg
30 g Erdnüsse	8,3	260	130
30 g Haselnüsse	4,0	210	110
30 g Kürbiskerne	8,0	270	280
30 g Macadamianüsse	2,3	100	70
30 g Mandeln	5,6	280	137
30 g Paranüsse	4,3	215	225
30 g Pistazien	5,8	330	150
30 g Sonnenblumenkerne	7,5	240	210
30 g Walnüsse	4,8	180	140

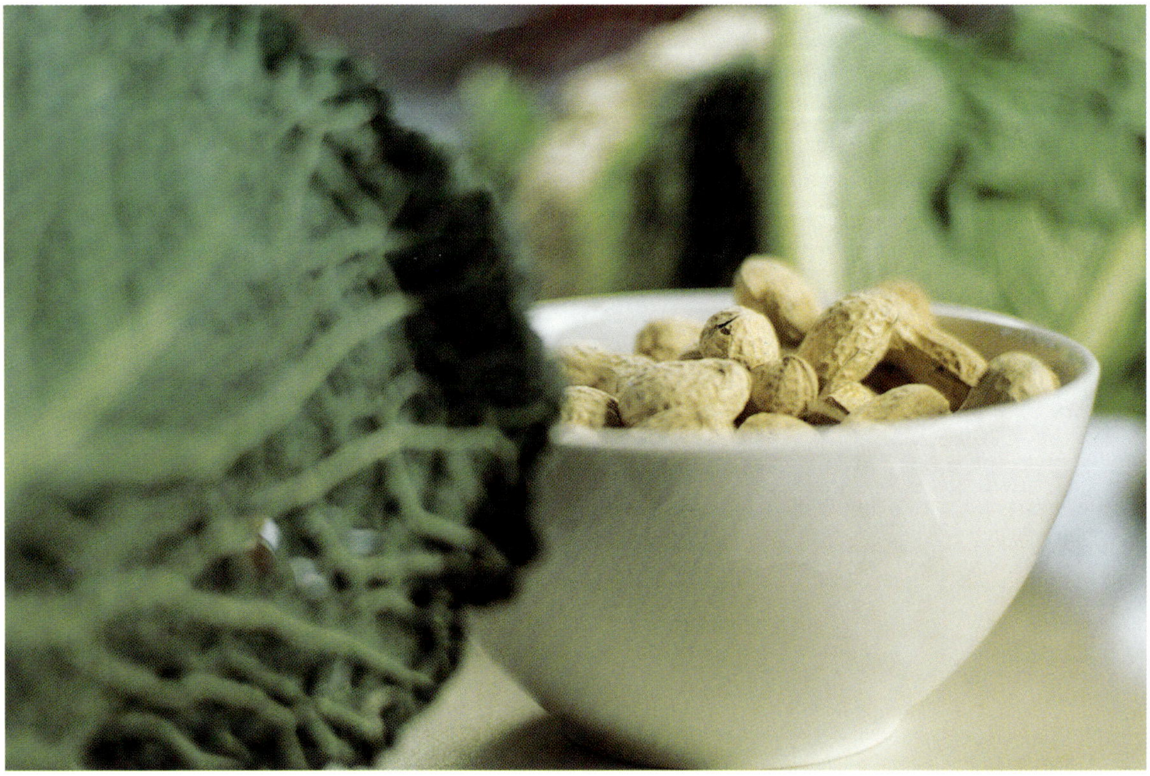

GETREIDE

Reis

Reis gilt als Regulator der Gewebeflüssigkeiten, wenn er ungesalzen verzehrt wird (Reis-Diät). Da polierter Reis im Gegensatz zu Kartoffeln wenig Kalium enthält (100 mg/100 g), eignet er sich für Dialysepatienten besonders gut, um mit geringer Kaliumbelastung zu sättigen.
Man unterscheidet verschiedene Sorten von Reis, je nach dem Grad seiner Behandlung. Naturreis enthält noch das Silberhäutchen und damit den Keim und die äußeren Randschichten. Weißer oder polierter Reis verliert durch den Poliervorgang vor allem Vitamin B_1. Parboiled Reis wird einer Dampfbehandlung unterzogen. Dadurch wandert ein Teil der Eiweiße, Vitamine und Mineralstoffe ins Innere des Reiskorns. Erst dann wird er poliert. Der Vitamin-B-Gehalt von Parboiled Reis – und damit sein Wert für unsere Ernährung – liegt zwischen Naturreis und poliertem Reis.
In der Tabelle sind die Eiweiß-, Kalium- und Phosphorgehalte verschiedener Reissorten aufgeführt.

Grünkern

Als Grünkern werden die vorzeitig geernteten, noch grünen Dinkelkörner bezeichnet. Der Stärkekern ist zu dem Zeitpunkt, zu dem die Körner gedroschen werden, besonders zart und cremig.
Grünkern wird vorsichtig getrocknet und bekommt so ein kräftiges Aroma. Zum Backen ist Grünkern nicht geeignet.
Durch das Erhitzen beim Trockenvorgang ist er zwar nicht mehr keimfähig, aber die Mineralien Eisen, Zink, Mangan und Kalium bleiben erhalten.

Für eine Portion sind 30 g Grünkern (roh) ausreichend. Sie enthalten 4,0 g Eiweiß, 150 mg Kalium und 135 mg Phosphor.

Dinkel

Dinkel, die reife Form des Grünkern, bietet hervorragende Backeigenschaften. Hildegard von Bingen, die bekannte Naturheilkundige des Mittelalters, war schon zu ihrer Zeit von Dinkel begeistert. Nach ihrer Erfahrung ist Dinkel gut geeignet

	Eiweiß g	Kalium mg	Phosphor mg
30 g Naturreis, roh	2,5	50	110
30 g Parboiled Reis, roh	2,1	30	30
30 g Polierter Reis, roh	2,4	34	40

bei allen Magen- und Darmbeschwerden und ist für ihre Ernährungslehre das wichtigste Getreide. Nach ihren Worten heilt Dinkel „wie eine gute und gesunde Salbe“. Über die Rückkehr des Dinkels in die moderne Küche würde sie sich sicher freuen.
Als Grundlage für helle Soßen ist Dinkel bestens geeignet. Man benötigt 10 g feingemahlener Dinkel auf 100 ml Flüssigkeit.

Auch bei Dinkel reichen 30 g (roh) für eine Portion. Sie enthalten 4,0 g Eiweiß, 150 mg Kalium und 135 mg Phosphor.

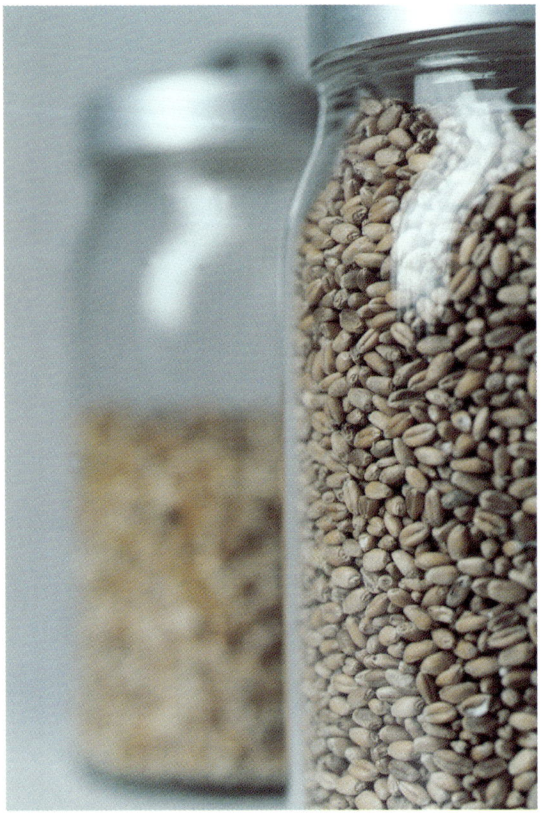

Hirse

Herausragend bei der Hirse ist der hohe Kieselsäuregehalt. Kieselsäure ist wichtig für den Aufbau von Knochen, Zähnen, Haaren und Nägeln. Außerdem enthält Hirse Magnesium, Eisen, Kupfer, Mangan und Vitamine des B-Komplexes.
Hirse wird für Süßspeisen genauso verwendet wie für Pikantes. Sie hat eine kurze Garzeit und ist leicht verdaulich. Nach dem ersten Aufkochen kann die Herdplatte ausgestellt werden, die Hirse quillt einfach aus. Wie bei allen Getreidearten ist auch hier der Ballaststoffgehalt hoch und eine gute Sättigung und Darmfüllung sprechen für den Verzehr.

Für eine Portion werden 30 g Hirse (roh) verwendet. Sie enthält 3,5 g Eiweiß, 65 mg Kalium und 90 mg Phosphor.

Hafer

Für die meisten Menschen ist Hafer höchstens in Verbindung mit Haferflocken ein Begriff. In der Vollwerternährung finden Nackthafer oder Sprießkornhafer Verwendung. Der Fettgehalt von Hafer ist höher als der anderer Getreidearten.
Auch der Gehalt an essentiellen (lebensnotwendigen) Fettsäuren ist beachtlich. Hafer enthält außerdem einen hohen Anteil an Phytosterinen. Sie verhindern die Aufnahme von Cholesterin aus der Nahrung.
Auch die essentiellen Aminosäuren

(lebensnotwendige Eiweißbausteine) sind in Hafer reichlich enthalten.

Für eine Portion werden 30 g Hafer (roh) verwendet. Sie enthält 4,3 g Eiweiß, 107 mg Kalium und 103 mg Phosphor.

Buchweizen

Buchweizen gehört zu den Knöterichgewächsen. Er enthält Rutin, einen Stoff, der als Therapeutikum bei Venenerkrankungen verwendet wird.
Weitere wichtige Inhaltsstoffe sind hochwertiges Eiweiß, Magnesium, Kalium und Phosphor sowie Eisen, Kupfer und Mangan. Außerdem enthält Buchweizen die Vitamine B_1, B_2 und Panthothensäure. Im Fettanteil befindet sich das cholesterinsenkende Beta-Sitosterin.

30 g Buchweizen (roh) sind ausreichend für eine Portion. Sie enthalten 3,3 g Eiweiß, 100 mg Kalium und 80 mg Phosphor.

Quinoa

Dieses Korn stammt aus Südamerika und diente schon den Inkas als Ernährungsgrundlage. Das Korn ist etwas kleiner als das Reiskorn und genauso vielseitig verwendbar.
Herausragend ist der hohe Proteingehalt von Quinoa. Alle essentiellen Aminosäuren sind enthalten. Der Fettgehalt ist etwa so hoch wie bei Hafer. Die mehrfach ungesättigte essentielle Fettsäure Linolsäure hat einen Anteil am Fettgehalt von 55 Prozent. Neben den B-Vitaminen enthält Quinoa Vitamin E, Calcium, Eisen, Magnesium und Zink.

30 g Quinoa (roh) enthalten 4,5 g Eiweiß, 210 mg Kalium und 100 mg Phosphor.

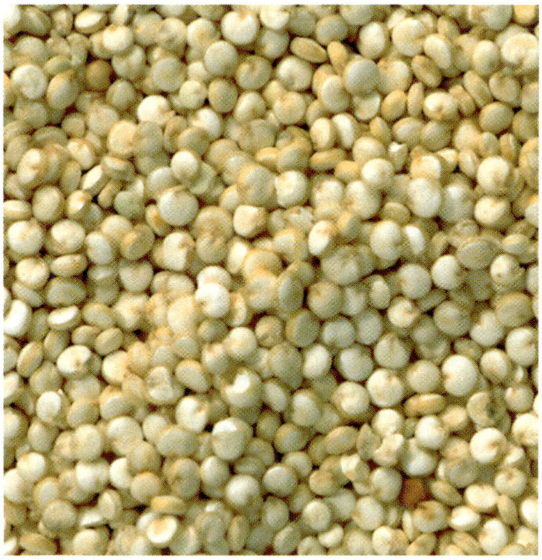

Quinoa-Korn

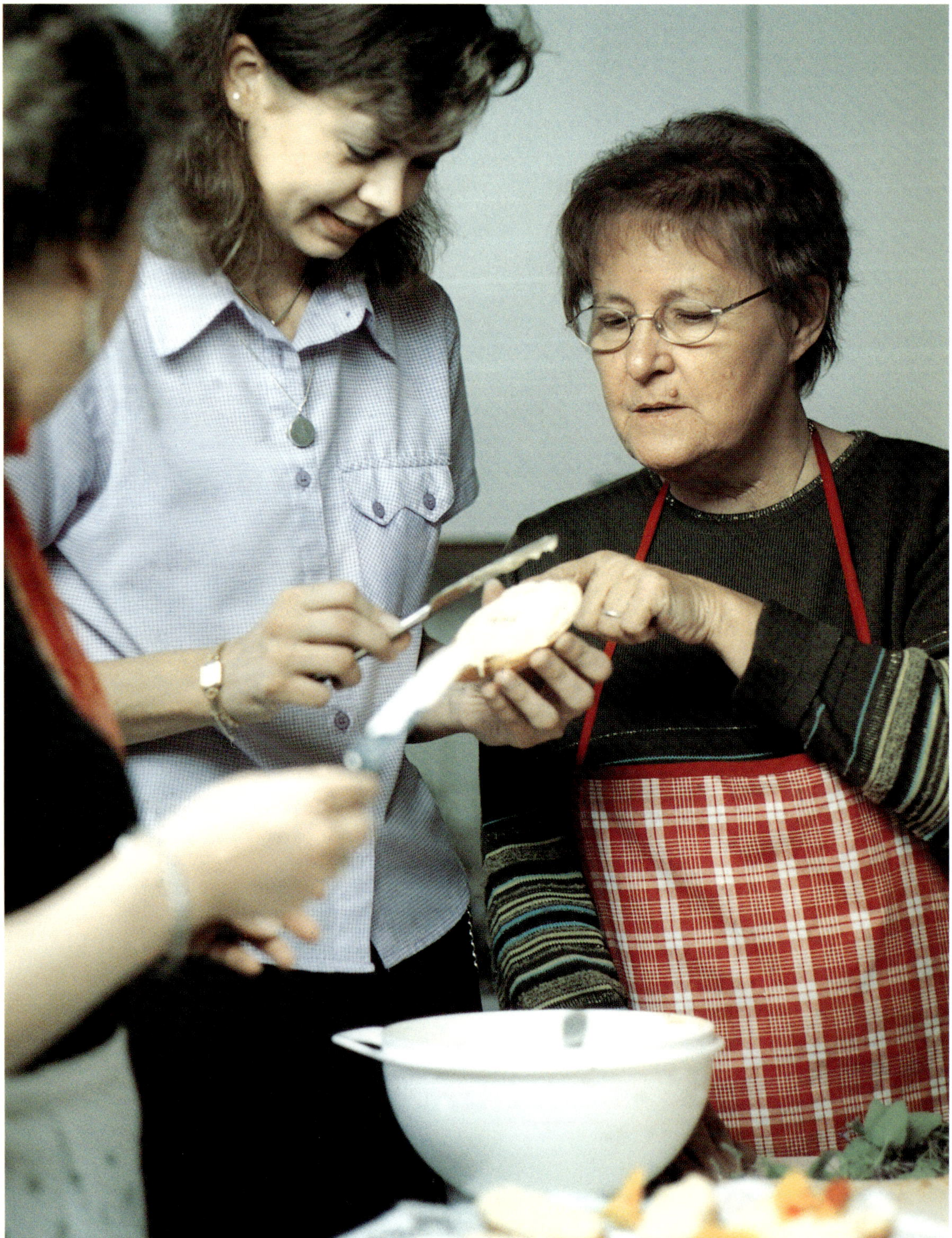

HINWEISE ZU DEN REZEPTEN

1. Die in den Rezepten angegebenen Tabellenwerte sind Durchschnittswerte. Besonders die Werte für Kalium und Phosphor lassen sich verringern, wenn z.B. zerschnittenes Gemüse, Kartoffeln, Nudeln und Reis in viel Wasser gekocht werden bzw. Kartoffeln und Hülsenfrüchte vor dem Kochen 24 Stunden in Wasser eingeweicht werden und das Einweichwasser weggegossen wird. Das Wässern von Gemüse empfehle ich nicht, hier sollte das Kochen in viel Wasser für die Kaliumminderung ausreichen. Auch Kartoffeln müssen nicht in jedem Fall gewässert werden. Es hängt von der Zusammenstellung des Speiseplanes ab. Wenn an einem Tag kaliumarme Nahrungsmittel und z.B. Dosengemüse verwendet werden, können 100-150 g ungewässerte Kartoffeln durchaus in den Plan passen. Patienten, die durch Berechnungen Erfahrungen gesammelt haben, können dies sehr wohl für sich entscheiden.

2. Fette wie Butter, Halbfettmargarine, Margarine, Kokosfett, kaltgepresstes oder raffiniertes Sonnenblumenöl, Olivenöl und Majonnäse enthalten selbst in 100 g so wenig Eiweiß, Kalium und Phosphor, dass die Berechnung dafür entfallen kann.

3. Als Bindemittel (für Soßen oder Suppen) können verschiedene Substanzen verwendet werden:

- **Maisstärke** (z.B. Feine Speisestärke „Mondamin“): 2 gehäufte Teelöffel (10 g) haben keine zu berechnenden Mengen an Eiweiß, Kalium und Phosphor.
- **Weizenmehl, Type 405:** 2 schwach gehäufte Teelöffel (10 g) enthalten 1,0 g Eiweiß, 10 mg Kalium und 10 mg Phosphor.
- **Schmelzflocken:** 1 Esslöffel (6 g) enthält 25 mg Kalium und 25 mg Phosphor.

- Für die Suppen haben wir z.T. **Gemüse-Hefe-Brühe-Extrakt** der Fa. Vitam verwendet. Dieses Produkt wird auf Bierhefebasis hergestellt und bringt schon dadurch Würzkraft mit. Vitam-Produkte sind im Reformhaus erhältlich. Bei gekörnter Brühe handelt es sich um normale Gemüse- oder Fleischbrühe.

Hygiene-Institut des Ruhrgebiets

Institut für Umwelthygiene und Umweltmedizin
Direktor: Prof. Dr. rer. nat. L. Dunemann

Rotthauser Str.19
45879 Gelsenkirchen

Gelsenkirchen, 10.07.2002

Überbrachte Probe vom 08.07.2002

Sehr geehrte Frau Knoblauch,

Ihre am 08.07.2002 überbrachte Probe analysierten wir wie folgt:

Versuch: Verminderung des Kaliumgehaltes von Kartoffeln durch Wässerung und Kochen

Versuchsanordnung:

Probe 1 Leitungswasser, 1 Liter

Probe 2
- Wasser von 24 Stunden gewässerten Kartoffeln

- Menge: 100 g Kartoffeln
- Sorte: Friesländer, vorw. festkochend
- Vorbereitung: geschält, 3 x durchgeschnitten
- Gesamtwassermenge: 1 Liter

Probe 3
- Kochwasser von gegarten Kartoffeln (ohne Salzzugaben)
- Menge: 100 g Kartoffeln
- Sorte: Friesländer, vorw. festkochend
- Vorbereitung: geschält, 3 x durchgeschnitten
- Gesamtwassermenge: 1 Liter

Kaliumgehalt (mg/l)		
	Probe 1	2,0
	Probe 2	38,8
	Probe 3	260,0

Mit freundlichen Grüßen
Der Direktor des Instituts
i.A.

Verarbeitung von Kartoffeln

Da mich bei Ernährungsfragen für Dialyse-Patienten der hohe Kaliumgehalt von Kartoffeln immer wieder beschäftigt, entschloss ich mich kurzfristig , beim Hygiene-Institut des Ruhrgebiets in Gelsenkirchen entsprechende Untersuchungen machen zu lassen (Originalauswertung s. S. 28).

Die Kartoffeln wurden von mir vorbereitet, das Wasser bei den gewässerten Kartoffeln nicht! augewechselt. Bei jeder Probe wurde die Gesamtwassermenge untersucht. Ob der Kaliumgehalt des Leitungswassers in Ihrem Ort auch 2 mg/l beträgt, kann Ihnen Ihr Wasserwerk beantworten.
Es handelt sich bei der untersuchten Kartoffel um eine deutsche vorwiegend fest kochende Frühkartoffel. Ob Kartoffeln, die im Oktober geerntet oder mehrere Monate gelagert wurden, den gleichen Kaliumgehalt haben, kann nur durch eine umfangreichere Untersuchung festgestellt werden.

Aufgrund der vorliegenden Analyse empfehle ich Ihnen Folgendes zur Verarbeitung von Kartoffeln: Wenn Sie aus Gewohnheit oder weil es Sie beruhigt beim Wässern der Kartoffeln bleiben wollen, können Sie dies natürlich tun. Zieht man die Kaliummenge, die beim Kochen aus den geschälten, dreimal zerschnittenen Kartoffeln herausgewaschen wird, vom durchschnittlichen Tabellenwert pro 100 g (450 mg) ab, ergibt sich eine Kaliummenge von 190 mg pro 100 g Kartoffeln. Der geringe Kaliumgehalt des Leitungswassers kann hier vernachlässigt werden.
Sie können also allein durch Schälen, dreimaliges Zerschneiden und Kochen in der 10 fachen Wassermenge den Kaliumgehalt mehr als halbieren!

Für das Kochen sollten Sie beispielweise für 200 g Kartoffeln 2 l Wasser, für 500 g Kartoffeln 5 Liter Wasser verwenden.

Bei der kaliumsparenden Zubereitung geht es mir im Wesentlichen darum, dass der Aufwand für Sie zumutbar bleibt.

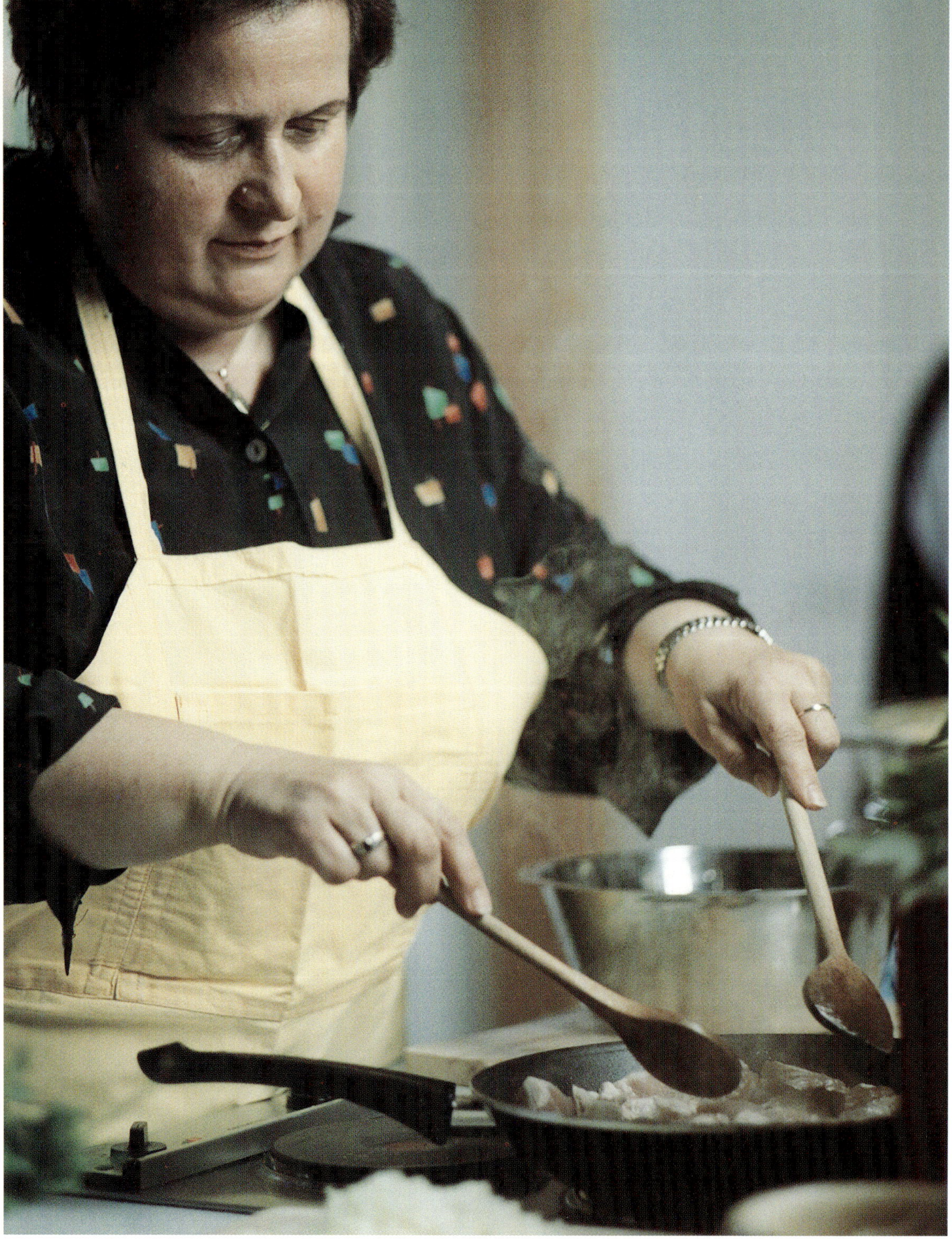

REZEPTE

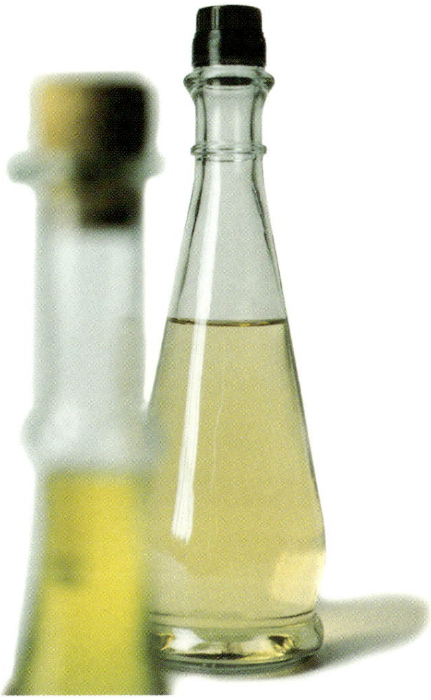

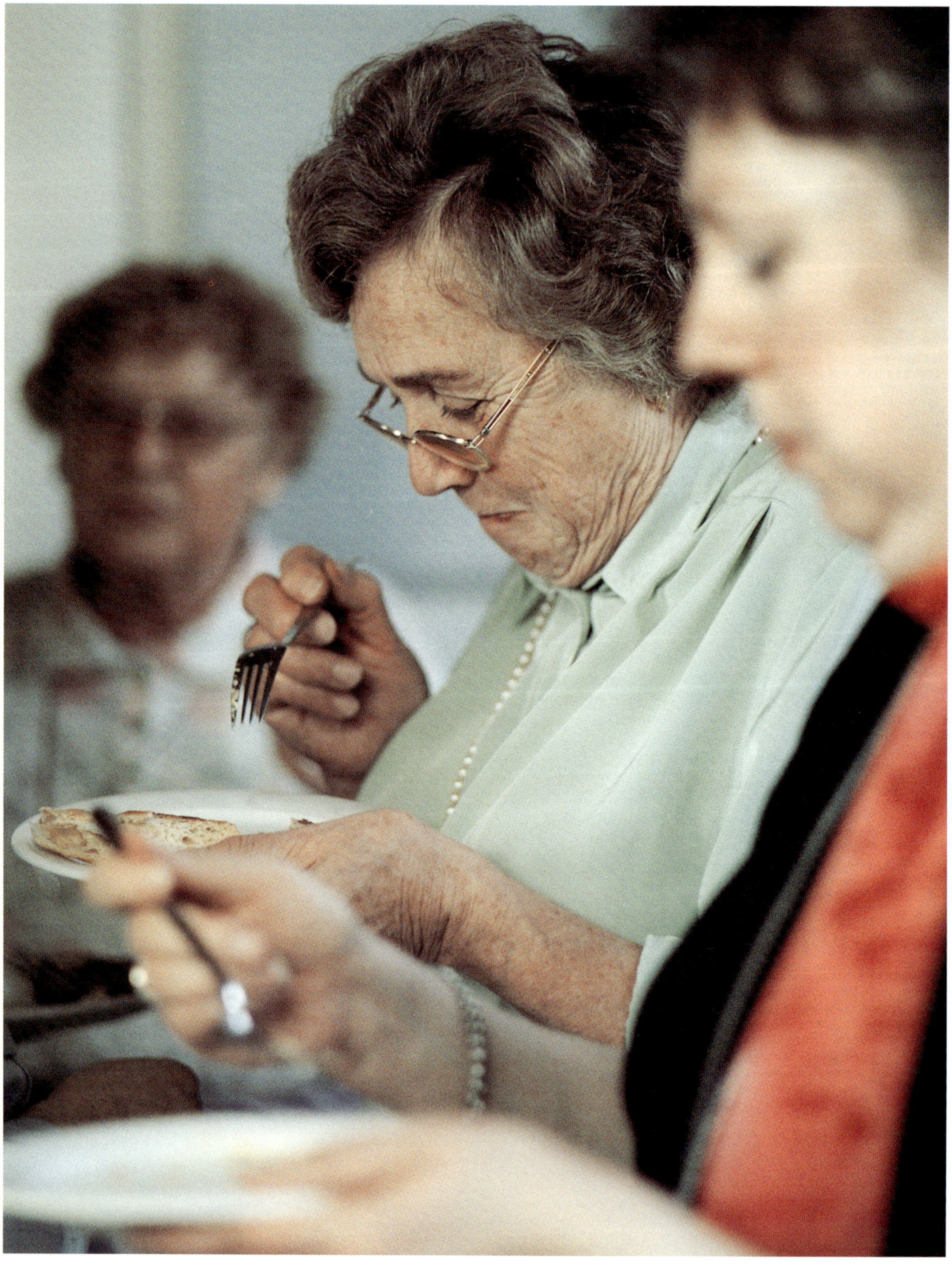

Vorspeisen und Lopino-Aufstrichpasten

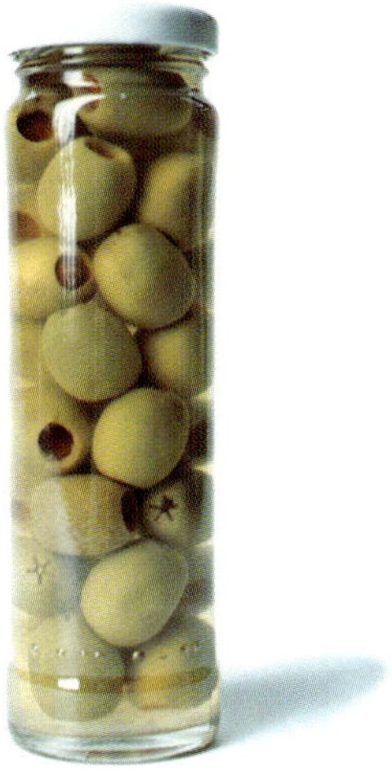

Lopino-Oliven-Creme

Die Zutaten ergeben 30 g Creme, das entspricht der Menge für eine Person.

Zutaten (pro Person):

	Eiweiß g	Kalium mg	Phosphor mg
20 g Lopino	4,0	8	24
10 g grüne Oliven aus dem Glas	–	–	–
2 Blättchen Basilikum	–	–	–
Endoferm	–	–	–
	4,0	8	24

Zubereitung: Alle Zutaten werden im Mixer oder in der Moulinette fein püriert. Auf gerösteten Weißbrotscheiben ist diese Creme ein appetitlicher Imbiss.

Lachs-Creme auf gerösteten Weißbrotscheiben

Zutaten (pro Person):

	Eiweiß g	Kalium mg	Phosphor mg
5 g Lachs, geräuchert	2,7	50	40
15 g Lopino	2,4	6	16
5-10 ml Sahne	0,2	10	6
Dill, frisch oder getrocknet	–	–	–
20 g Weißbrot	1,8	20	20
	7,1	86	82

Zubereitung: Lachs, Lopino, Dill und Sahne in der Moulinette pürieren. Zu der Creme die gerösteten oder getoasteten Weißbrotscheiben reichen.

Avocado-Lopino-Creme auf gerösteten Weißbrotscheiben

Zutaten (pro Person):

	Eiweiß g	Kalium mg	Phosphor mg
30 g Lopino	6,6	13	40
30 g Avocado	0,6	166	13
50 g Weißbrot	3,7	62	45
Knoblauch zum Einreiben	–	–	–
	10,9	241	98

Zubereitung: Das Weißbrot in Scheiben schneiden, mit einer aufgeschnittenen Knoblauchzehe einreiben und im Backofen rösten. Für die Creme Avocado evtl. mit etwas Zitrone beträufeln, damit sie nicht braun wird. Avocado und Lopino im Mixer pürieren und auf die gerösteten oder getoasteten Weißbrotscheiben geben.

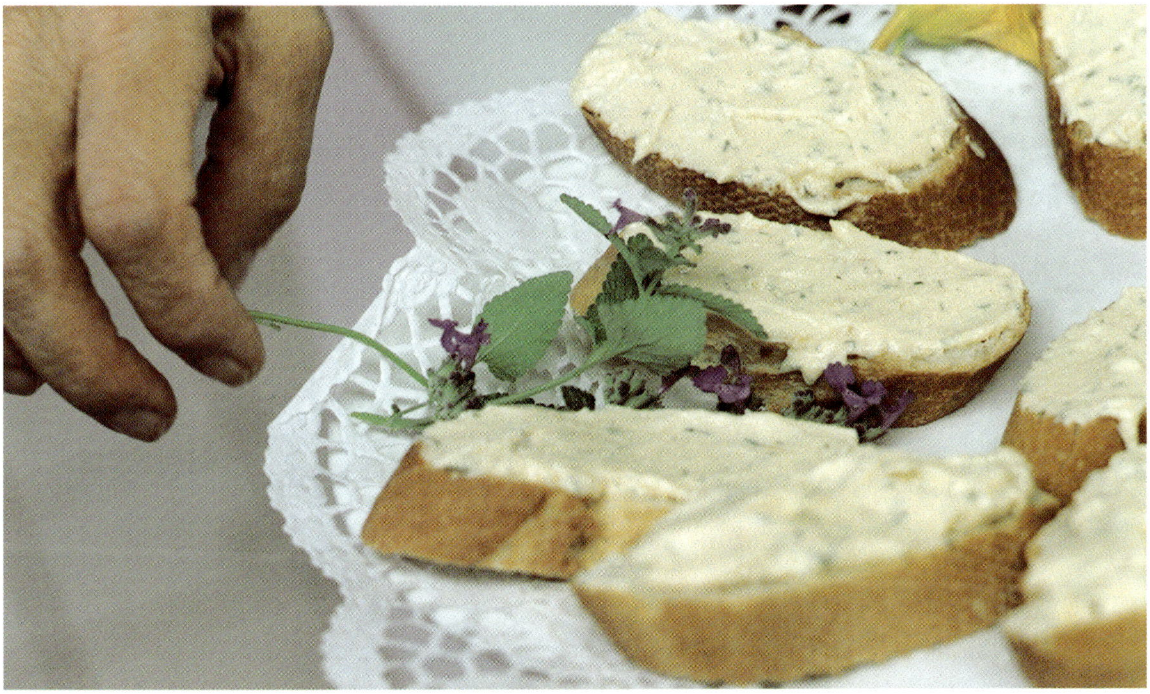

Lopino-Kräuterbutter

Zutaten für 200 g

	Eiweiß g	Kalium mg	Phosphor mg
100 g Butter	0,7	20	20
100 g Lopino	20,0	40	120
1 Knoblauchzehe	–	–	–
5 Basilikumblätter	–	–	–
1 Teelöffel Schnittlauch	–	–	–
	20,7	60	140
pro Stück	3,1	9	21

Zubereitung: Butter mit Lopino, gepresster Knoblauchzehe und fein gehackten Kräutern vermischen.

Tipp: *Lopino mit der Folie für 5 Minuten in heißes Wasser legen, dann wird es weicher.*

Hinweis: *Wenn Sie dieses Rezept ohne Kräuter herstellen, haben Sie eine Halbfett-Butter für den täglichen Gebrauch, so wie ich sie selbst seit einiger Zeit verwende.*

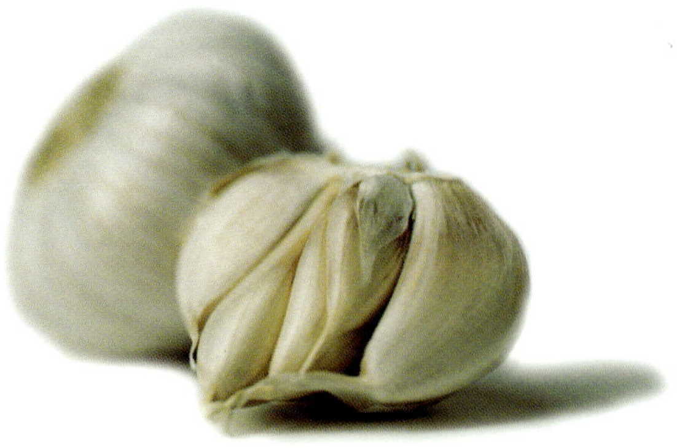

Rote-Bete-Salat

Zutaten (pro Person):

	Eiweiß g	Kalium mg	Phosphor mg
50 g Rote Bete	*0,7*	*170*	*23*
20 g Tofu	*2,1*	*75*	*22*
1/2 Teelöffel Schnittlauch	–	–	–
1/2 Teelöffel Petersilie	–	–	–
1/2 Teelöffel Essig	–	–	–
2 Esslöffel kaltgepresstes Sonnenblumenöl	–	–	–
Delikata	–	–	–
	2,8	*245*	*45*

Zubereitung: Aus Essig, Sonnenblumenöl, gehackten Kräutern und Delikata eine Marinade herstellen. Rote Bete raspeln und mit der Salatsauce vermengen, Tofu als Würfel darübergeben.

Warenkunde: *Rote Bete sind reich an Kupfer, Mangan und Eisen. Kupfer wird für die Bildung der roten Blutkörperchen und für das Immunsystem benötigt. Ein Blutverlust bedeutet auch immer einen Verlust an Kupfer. Mangan ist ebenfalls an der Abwehr von Krankheiten beteiligt. Das Mineral ist immer an Eiweiß gebunden und Bestandteil vieler Enzyme. Manganreich sind Nüsse, Vollkornprodukte und Hülsenfrüchte. Eisen erfüllt als Bestandteil des roten Blutfarbstoffs eine wichtige Aufgabe beim Sauerstofftransport im Blut.*
Bei Tofu handelt es sich um ein Produkt aus der Sojabohne.
100 g Tofu enthalten 8,8 g Eiweiß, 90 mg Kalium und 100 mg Phosphor.

Tipp: *Sie können für die Marinade auch eine Fertigmischung verwenden. Verrühren Sie 1 Päckchen Salatkrönung für klare Kräutersauce (= 195 mg Kalium und 40 mg Phosphor) mit 5 Esslöffel Sonnenblumenöl und geben Sie 2 Esslöffel davon über den Salat. Die restliche Salatsoße können Sie im Kühlschrank aufbewahren.*

Waldorf-Salat

Zutaten (pro Person):

	Eiweiß g	Kalium mg	Phosphor mg
50 g Apfel (z.B. Cox-Orange, Boskop)	–	70	5
50 g Sellerie	0,7	160	40
30 g Gewürzgurke	0,3	10	10
20 g Majonäse	0,3	3	12
10 g Joghurt, 3,5 % Fett	0,4	16	9
Endoferm	–	–	–
1/2 Walnuss	–	–	–
	1,7	259	76

Zubereitung: Majonäse mit dem Joghurt und den Gewürzen verrühren. Dann fein geraspelten Sellerie, Apfel und Gewürzgurke hineingeben. Als Garnitur 1/2 Walnuss.

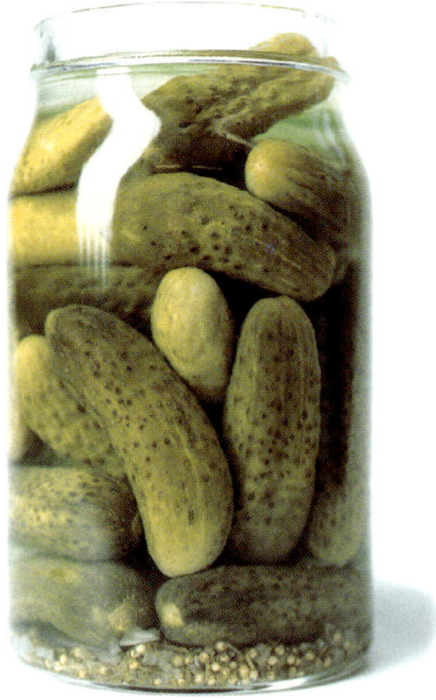

Feldsalat mit geräuchertem Tofu

Zutaten (pro Person):

	Eiweiß g	Kalium mg	Phosphor mg
20 g Feldsalat	*0,4*	*84*	*10*
20 g geräucherter Tofu	*2,1*	*75*	*22*
10 g frische Weizenkeime	*1,1*	*38*	*34*
Pfeffer	–	–	–
Salz	–	–	–
1 Esslöffel Essig	–	–	–
2 Esslöffel kaltgepresstes Sonnenblumenöl	–	–	–
	3,6	*197*	*66*

Zubereitung: Aus Essig, Pfeffer, Salz und Sonnenblumenöl eine Marinade zubereiten. Den geputzten und gewaschenen Feldsalat damit vermengen. Tofu in Würfel schneiden und zusammen mit den Weizenkeimen über den Salat geben.

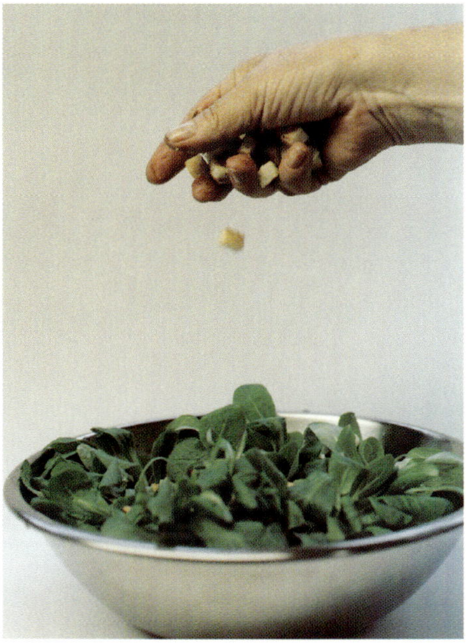

Sellerie-Rohkost mit Mandarine

Zutaten (pro Person):

	Eiweiß g	*Kalium* mg	*Phosphor* mg
30 g Sellerieknolle	*0,5*	*107*	*27*
20 g Mandarine aus der Dose	–	*25*	–
50 ml Sahne	*1,2*	*45*	*30*
1/2 Päckchen Salatkrönung	–	*95*	*20*
	1,7	*272*	*77*

Zubereitung: 100 ml Sahne mit einem Päckchen Salatkrönung für klare Kräutersoße verrühren und die Hälfte davon unter die geraspelte Sellerieknolle mengen. Die restliche Soße im Kühlschrank aufbewahren. Die abgetropften Mandarinen unter den Salat mischen.

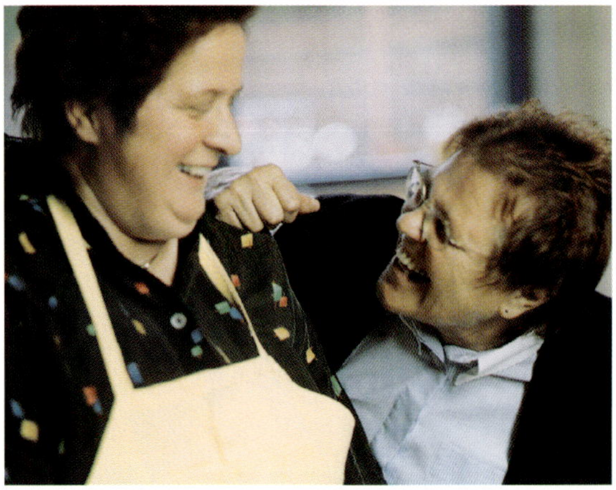

Blätterteig-Pastetchen mit Lopino-Zwiebelfüllung

Zutaten (pro Person):

	Eiweiß g	*Kalium* mg	*Phosphor* mg
1 Scheibe Blätterteig, ca. 100 g	*5,0*	*70*	*50*
20 g Zwiebeln	*2,6*	*35*	*8*
20 g Lopino	*4,0*	*8*	*24*
Endoferm	–	–	–
1 Esslöffel Öl	–	–	–
	11,6	*113*	*82*

Zubereitung: Die gehackten Zwiebeln in Öl schmoren. Lopino hineinbröseln und mit Endoferm vermengen. Die Masse teelöffelweise auf die quadratisch ausgerollte Blätterteigscheibe geben. Diese zu einem Dreieck schlagen, den Rand andrücken und evtl. mit Eigelb bestreichen. Im Backofen bei 200 °C 20 bis 30 Minuten backen, bis der Blätterteig goldgelb ist.

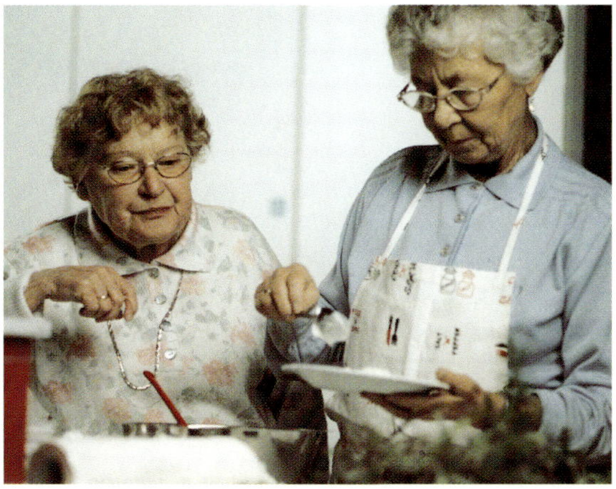

Salbei-Mäuschen

Zutaten (für 2 Personen):

	Eiweiß g	Kalium mg	Phosphor mg
100 g Weizenmehl, Type 405	10,6	110	100
50 g Ei	6,5	75	110
30 ml Milch, 3,5 % Fett	1,1	53	30
20 g Preiselbeergelee	–	–	2
500 ml Öl	–	–	–
	18,2	233	242
Außerdem pro Pers. 5 Salbeiblätter, pro Portion	9,1	116	121

Zubereitung: Weizenmehl, Ei und Milch verrühren, sodass ein dickflüssiger Eierkuchenteig entsteht. Je ein Salbeiblatt am Stiel festhalten und in den Teig eintauchen. Dann in heißem Öl goldgelb ausbacken. Es entsteht ein ovaler Körper, der Stiel bildet das Schwänzchen. Das fertige Mäuschen in Preiselbeergelee dippen.

Grüner Salat mit Zucker und Zitrone

Zutaten (pro Person):

	Eiweiß g	Kalium mg	Phosphor mg
50 g Kopfsalat	0,6	112	16
20 ml Zitronensaft	–	28	–
Zucker nach Geschmack	–	–	–
	0,6	140	16

Zubereitung: Den Kopfsalat waschen, putzen und in mundgerechte Stücke zupfen. Den frisch gepressten Zitronensaft mit Zucker verrühren und über den Salat geben.

Ananas im Speckmantel

Zutaten (pro Person):

	Eiweiß g	Kalium mg	Phosphor mg
1 Scheibe Ananas aus der Dose	–	136	–
4 Scheiben dünngeschnittener durchwachsener Speck	1,6	4	–
	1,6	140	–
pro Stück	0,4	35	–

Zubereitung: Die Ananasscheibe vierteln und jeweils ein Stück in eine Scheibe Speck einwickeln. Evtl. mit einem Zahnstocher fixieren. Die Ananas von beiden Seiten in einer teflonbeschichteten Pfanne ohne Öl (bei einer anderen Pfanne in 1 Teelöffel Öl) knusprig braun braten.

Tipp: *Ananas im Speckmantel eignen sich gut als kleine Beilage für jeden Rohkost-Salat oder als eigenständige Häppchen.*

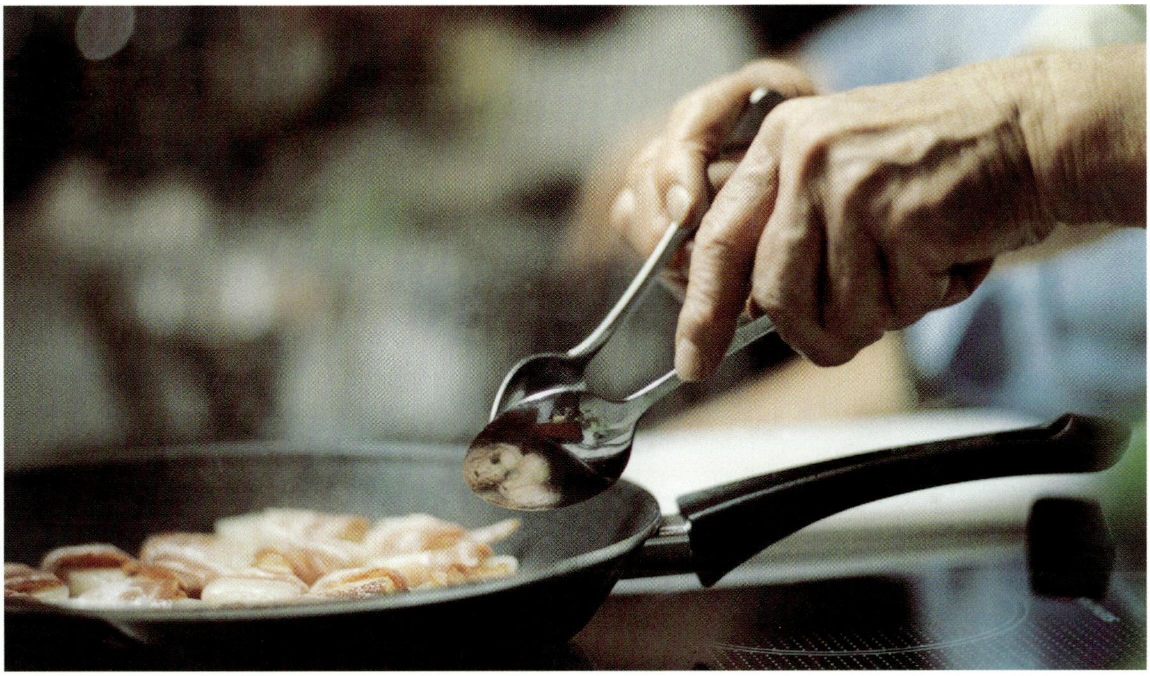

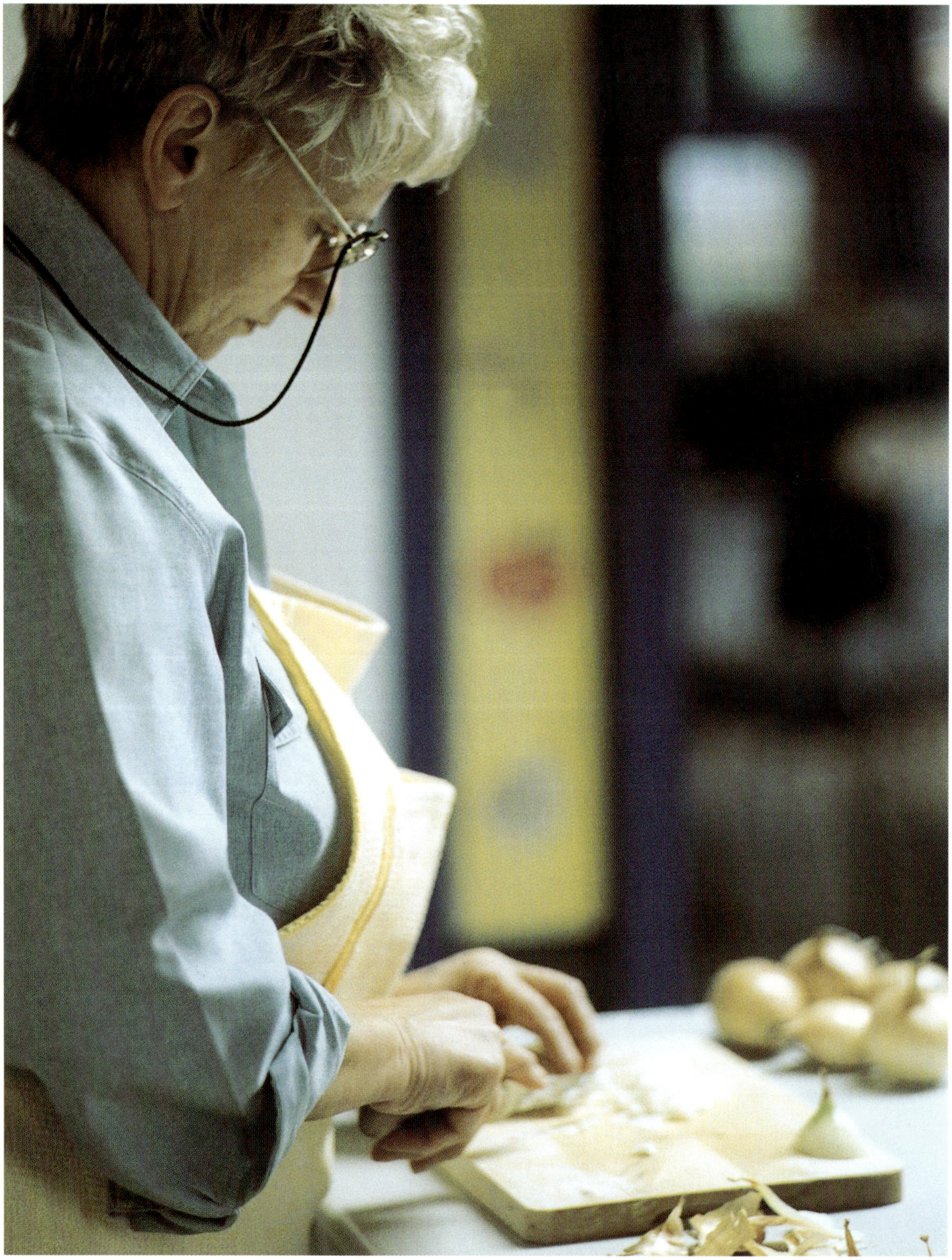

Suppen und Hauptgerichte

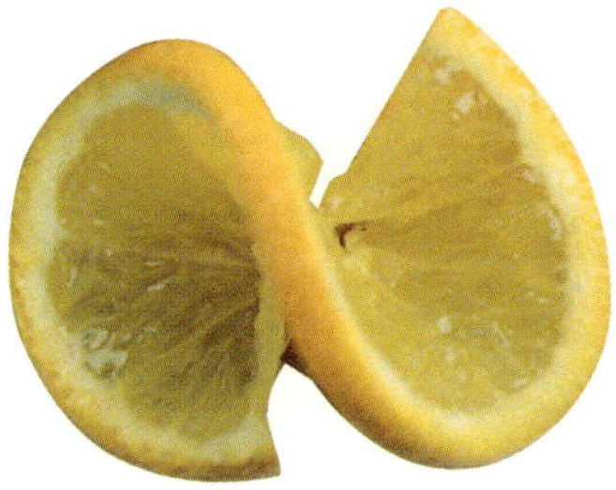

Frischkornbrei

Zutaten (pro Person):

	Eiweiß g	Kalium mg	Phosphor mg
30 g (2 Esslöffel) Weizen, mittelfein bis fein geschrotet	3,5	150	120
4 Esslöffel kaltes Wasser	–	–	–
	3,5	150	120

Zubereitung: Den Weizen mit dem Wasser verrühren. Die Wassermenge sollte immer so berechnet sein, dass sie nach dem Quellen ganz vom Getreide aufgenommen ist. Die Mischung in einer Schale mit Deckel im Kühlschrank 5 bis12 Stunden aufbewahren. In dieser Zeit quillt das Getreide. Nach spätestens 12 Stunden ist der Brei fertig zum Verzehr.
Sie können den Frischkornbrei je nach Geschmack mit etwas Quark, Joghurt oder Sahne und evtl. Dosen- oder Frischobst und Honig verfeinern.

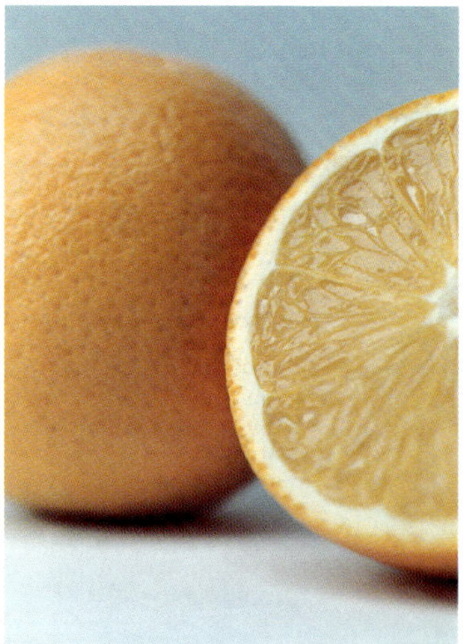

Tipp: *Optimal ist es, das Korn vor dem Einweichen frisch zu mahlen, durch wochenlanges Aufbewahren des gemahlenen Korns wird das darin enthaltene Keimöl ranzig. Beim Originalrezept wird ein frischer, geriebener Apfel empfohlen, der den Brei auflockert. Hier sollte jeder Dialysepatient nach Kaliumgehalt entscheiden.*

Mit dem oben beschriebenen Rezept können Sie am einfachsten ausprobieren, ob Frischkornbrei für Sie überhaupt infrage kommt. Zu welcher Tageszeit Sie den Brei verzehren, ist ohne Belang. Er wird immer eine Bereicherung Ihres Speiseplanes sein.

Haferflocken-Suppe

Zutaten (pro Person):

	Eiweiß g	Kalium mg	Phosphor mg
100 ml Milch 3,5 % Fett	*3,3*	*160*	*90*
150 ml Wasser	–	–	–
30 g Haferflocken	*4,5*	*111*	*130*
10 g Zwieback oder Löffelbisquits	*0,9*	*6*	*13*
20 ml Sahne	*0,4*	*22*	*12*
	9,1	*309*	*245*
evtl. 10 g Vollmilchschokolade	*0,9*	*50*	*20*

Zubereitung: Kaltes Wasser, kalte Milch und Haferflocken in einem Stieltopf bei mittlerer Hitze unter Rühren erhitzen. Nach ca. 5 Minuten wird die Masse dicker und fängt an zu köcheln. Dann den Herd abschalten und noch ein wenig weiterrühren.
In einen Suppenteller einen zerbröckelten Zwieback oder Löffelbisquit geben, Suppe daraufgeben und mit geschlagener Sahne servieren. Die Schokolade obenauf kann vielleicht Ihre Laune noch etwas heben?

Hinweis: *Gerade diese Hafermahlzeit ist eine Wohltat für die Magen- und Darmschleimhaut. Sie meinen, dies wäre nur etwas für Kleinkinder? Probieren Sie das Rezept einfach einmal aus und lassen Sie sich überraschen.*

Warenkunde: *Das Haferkorn enthält wichtige Aminosäuren und ungesättigte Fettsäuren, sowie B-Vitamine und Calcium. Untersuchungen bestätigen sogar, dass Hafer eine cholesterinsenkende Wirkung hat und Konzentrationsschwäche und leichter Ermüdbarkeit entgegenwirkt.*

Also dann – die guten alten Haferflocken oder andere Haferprodukte sind wirklich keine schlechte Lösung, wenn es um gesunde Ernährung geht.

Gemüsesuppe

Zutaten (pro Person):

	Eiweiß g	Kalium mg	Phosphor mg
30 g Blumenkohl	1,0	110	17
20 g Kohlrabi	0,2	76	10
20 g Möhren	0,2	58	7
10 g Porree	0,2	22	5
20 g Erbsen	0,6	24	10
10 g grüne Bohnen	0,3	25	4
10 g Wachsbohnen	0,3	25	4
20 g Kartoffeln, ungewässert	0,4	88	10
3 g Gemüse-Hefe-Brühe	–	20	20
	3,2	448	87

Zubereitung: Alle Gemüsesorten klein schneiden und in ca. 100 ml Gemüse-Hefe-Brühe kochen.

Warenkunde: *Gemüse-Hefe-Brühe enthält weniger Kalium und Phosphor als normale gekörnte Brühe und ist durch den Gehalt an Bierhefe würzig und Vitamin-B-haltig.*

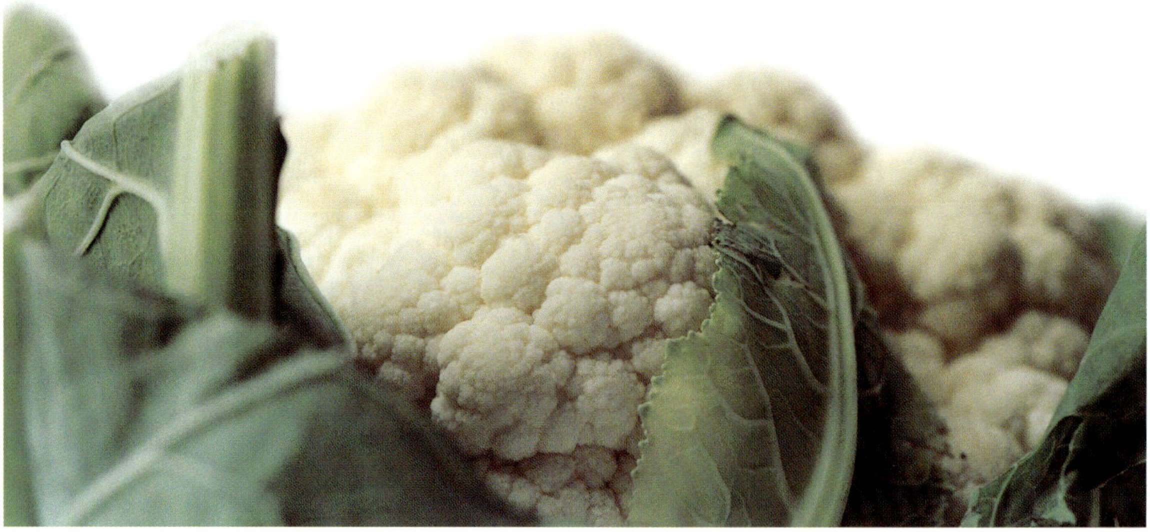

Erbsen-Suppen-Variationen

Zutaten (pro Person):

	Eiweiß g	Kalium mg	Phosphor mg
30 g getrocknete Erbsen	7,3	311	126
1300 ml Wasser	–	–	–
100 g Kartoffeln	2,0	150	50
90 g Bockwurst	10,8	234	63
evtl. 25 g Möhren	0,2	70	10
3 g (1/3 Teelöffel) Gemüse-Hefe-Brühe-Extrakt	–	20	20
	21,3	785	269

Zubereitung: Erbsen am Abend vor der Zubereitung in einem Topf mit 1 l kaltem Wasser einweichen. Wasser am nächsten Tag abschütten! 300 ml kaltes Wasser in einen Topf geben. Erbsen, kleingeschnittene Kartoffeln und Möhren dazugeben und eine Stunde bei mittlerer Hitze köcheln lassen. Zum Schluss mit dem Gemüse-Hefe-Brühe-Extrakt (Fa. Vitam, Reformhaus) würzen. Je nach Geschmack können Sie die Erbsensuppe auch mit Mettwurst oder Räucherspeck verfeinern. Bei Verwendung von 90 g Mettwurst enthält das Gericht 21,1 g Eiweiß, 797 mg Kalium und 338 mg Phosphor. Bei Verwendung von 50 g Räucherspeck haben Sie 14,3 g Eiweiß, 718 mg Kalium und 248 mg Phosphor.

***Tipp:** Im Einweichwasser der Erbsen und Kartoffeln werden Mineralstoffe gelöst. Durch das Wegschütten des Einweichwassers reduzieren Sie die Kaliummenge. Dies ist bei der Berechnung der Werte (Kartoffeln) für dieses Rezept schon berücksichtigt.*

***Hinweis:** Wenn Sie statt der getrockneten, eingeweichten Erbsen abgetropfte Erbsen aus der Dose nehmen, enthält ein Teller Erbsen 15,9 g Eiweiß, 597 mg Kalium und 171 mg Phosphor. Verwenden Sie getrocknete Linsen, reduzieren sich die Gehalte pro Teller um 40 mg Kalium und 10 mg Phosphor.*
Bei weißen Bohnen (30 g) kommen ca. 120 mg Kalium und ca. 20 mg Phosphor hinzu.
Zu Fertigeintöpfen aus der Dose liegen mir keine Kalium- und Phosphorwerte vor. Auf Nachfragen zu den Kalium- und Phosphorwerten in den fertigen Dosensuppen konnten die Hersteller leider keine Angaben machen (Stand März 2002). Die Eiweißmenge pro 100 g Suppe ist auf der Verpackung angegeben.

Kartoffelsüppchen „André"

Zutaten (für 4 Personen):

	Eiweiß g	Kalium mg	Phosphor mg
400 g mehlige Kartoffeln	8,0	600	200
80 g Sellerie	1,2	256	56
80 g Porree	1,6	180	36
400 ml Wasser	–	–	–
200 g geräucherte Mettwurst	26,0	420	320
15 g Gemüse-Hefe-Brühe-Extrakt	–	100	100
	36,8	1556	712
pro Portion	9,2	390	178

Zubereitung: Die kleingeschnittenen Kartoffeln werden 24 Stunden in reichlich Wasser (etwa 6 l) aufbewahrt. Das Wasser kann zwischendurch gewechselt werden. Zum Kochen wird frisches Wasser verwendet. Sellerie und Porree klein schneiden und mit den Kartoffeln in 400 ml Wasser aufkochen lassen und bei geringer Hitze und unter gelegentlichem Umrühren 1 Stunde lang garen. Die Mettwurst in der letzten Viertelstunde mitziehen lassen.

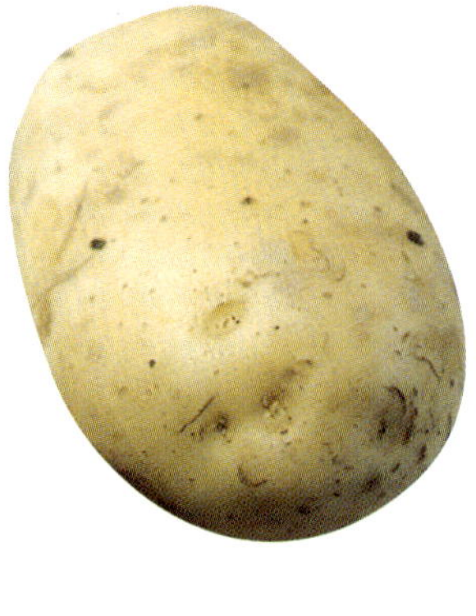

Grieß-Klöße mit Kräuterling

Zutaten (für 4 Personen):

	Eiweiß g	Kalium mg	Phosphor mg
50 g Weizengrieß	*5,2*	*56*	*60*
100 ml Milch	*3,2*	*160*	*90*
50 ml Wasser	*–*	*–*	*–*
30 g Lopino	*6,0*	*12*	*36*
1/2 Würfel Kräuterling	*–*	*10*	*4*
	14,4	*238*	*190*
pro Kloß	*3,6*	*60*	*47*

Zubereitung: Grieß in dem Milch-Wasser-Gemisch unter Rühren 5 Minuten kochen und 10 Minuten ausquellen lassen. Mit den übrigen Zutaten vermischen und mit angefeuchteten Händen Klöße formen oder mit einem angefeuchteten Esslöffel Klöße abstechen. Diese in sprudelndes Wasser geben und bei geringer Hitze 20 Minuten ziehen lassen.

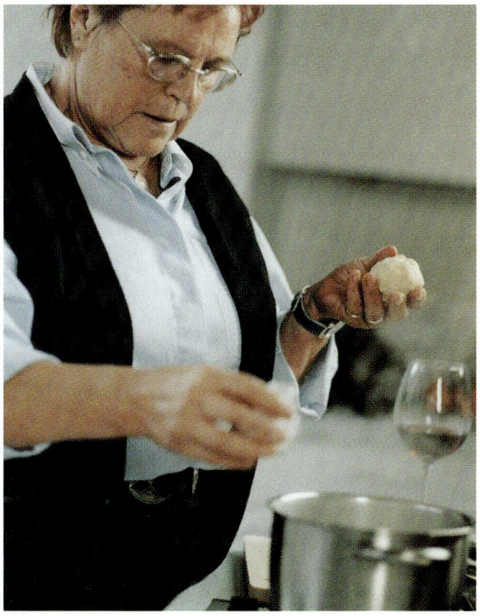

Hirse-Auflauf

Zutaten (für 4 Personen):

	Eiweiß g	Kalium mg	Phosphor mg
120 g Hirse, roh	*12,0*	*180*	*360*
250 ml Wasser	*–*	*–*	*–*
Endoferm	*–*	*–*	*–*
Delikata	*–*	*–*	*–*
400 g Paprikaschote	*4,0*	*600*	*80*
280 g Schweinemett	*50,0*	*700*	*392*
200 g Lopino	*40,0*	*80*	*240*
120 g Créme fráiche	*2,8*	*108*	*64*
2 Eier (120 g)	*17,2*	*200*	*288*
	126,0	*1868*	*1424*
pro Portion	*31,5*	*467*	*374*

Zubereitung: Hirse in Wasser aufkochen und bei kleiner Hitze ausquellen lassen. Beim Kochen kann schon mit Endoferm oder Delikata gewürzt werden. Schweinemett (ist in der Regel schon gewürzt) in größeren Bröckchen in einer teflonbeschichteten Pfanne ohne Fett anbraten. Paprika kleinschneiden und einige Minuten mitschmoren lassen. Die Paprika soll noch bissfest sein. Hirse, Mett und Paprikaschote in eine Auflaufform geben. Guss aus Créme fráiche und Eiern darüber verteilen und bei 180 °C im Backofen etwa 30 Minuten bis zur gewünschten Bräune backen.

Buchweizen-Risotto

Zutaten (pro Person):

	Eiweiß g	Kalium mg	Phosphor mg
30 g Buchweizen, roh	3,3	108	85
60 ml Wasser	–	–	–
100 g Kasseler	19,0	315	150
100 g Paprikaschote	1,2	210	30
30 g Zwiebeln	0,4	55	14
Endoferm	–	–	–
Delikata	–	–	–
1-3 Esslöffel Öl	–	–	–
	23,9	688	279

Zubereitung: Buchweizen waschen, in dem Wasser aufkochen und bei kleiner Hitze ausquellen lassen und würzen. Klein geschnittene Paprika, gehackte Zwiebeln und gewürfeltes Kasseler in Öl 5 bis 7 Minuten lang anschmoren und mit dem gegarten Buchweizen vermengen oder im Backofen 20 Minuten bei 180 °C überbacken.

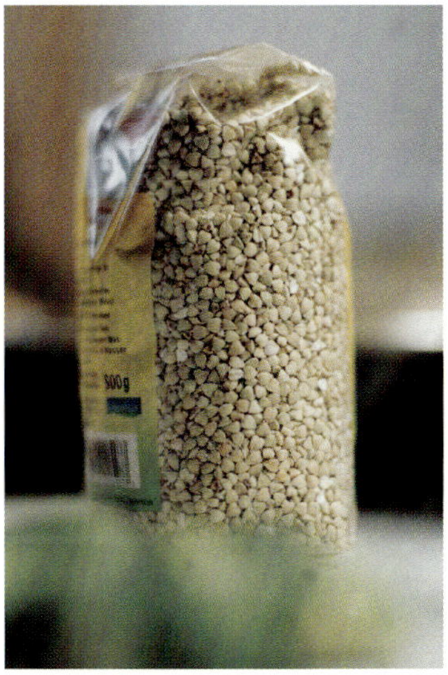

Nudel-Gratin

Zutaten (für 4 Personen):

	Eiweiß g	Kalium mg	Phosphor mg
200 g Nudeln, roh	26,0	320	380
200 g gekochter Schinken	34,0	580	340
200 g Lopino	40,0	240	80
50 g Margarine oder Butter	–	–	–
50 g Weizenmehl	5,3	55	50
100 ml Wasser	–	–	–
200 g Sahne	4,8	220	120
3 g Gemüse-Hefe-Brühe-Extrakt	–	20	20
Muskat	–	–	–
Endoferm	–	–	–
	110,1	1435	990
pro Portion	27,5	359	248

Zubereitung: Nudeln in reichlich Wasser garen. Schinken würfeln und Lopino zerbröseln. Alles vermengen und in eine Auflaufform geben.
Für die helle Soße Margarine oder Butter in einem Soßentopf schmelzen. Mehl mit dem Schneebesen darin verrühren. Mit dem kalten Wasser ablöschen, glattrühren, nach und nach Sahne dazugeben und immer wieder leicht aufkochen lassen. Gemüse-Hefebrühe, Muskat und Endoferm darin verrühren und über die Nudelmasse geben. Bei 200 °C 20 Minuten im Backofen goldbraun garen

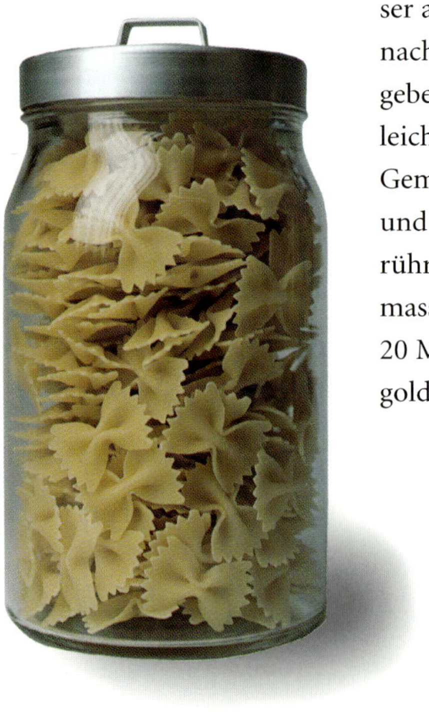

Quinoa-Bratlinge mit Joghurt-Dillsoße

Zutaten (für 4 Personen):

	Eiweiß g	Kalium mg	Phosphor mg
100 g Quinoa, roh	*15,2*	*710*	*100*
200 ml Wasser	–	–	–
1 Eigelb (20 g)	*3,2*	*30*	*120*
1 Knoblauchzehe	–	–	–
80 g Gouda, mittelalt	*12,4*	*60*	*350*
Delikata	–	–	–
2-3 Esslöffel Öl	–	–	–
1 g Dill	–	–	–
120 g Joghurt, 1,5 % Fett	*0,6*	*186*	*110*
	31,4	*986*	*680*
pro Portion	*7,8*	*244*	*170*

Zubereitung: Quinoa in Wasser aufkochen und bei kleiner Hitze ausquellen lassen. Mit Eigelb, geriebenem Käse und gepresster Knoblauchzehe sowie Delikata vermischen. Aus der Masse

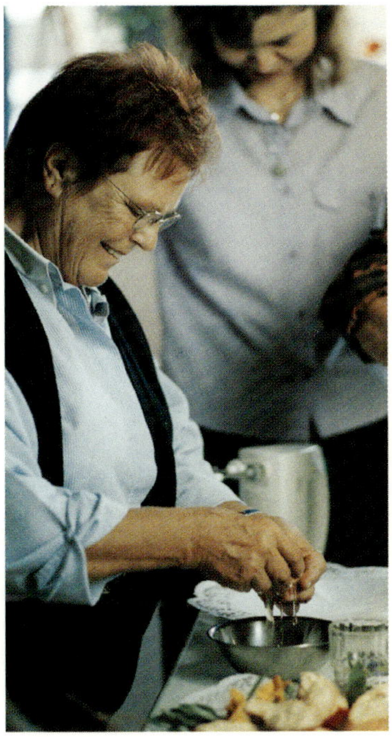

Bratlinge formen und in Öl von beiden Seiten goldbraun braten.

Den Joghurt mit geschnittenem Dill verrühren und zu den Bratlingen reichen.

Mett-Frikadellen mit Quinoa

Zutaten (pro Person):

	Eiweiß g	Kalium mg	Phosphor mg
100 g Schweinemett	22,4	250	140
10 g Quinoa, roh	1,4	80	33
40 ml Wasser	–	–	–
1 - 2 Esslöffel Öl	–	–	–
	23,8	330	173

Zubereitung: Quinoa in Wasser aufkochen und ausquellen lassen. Mit dem gewürzten Schweinemett vermischen und die Frikadellen von beiden Seiten braten.

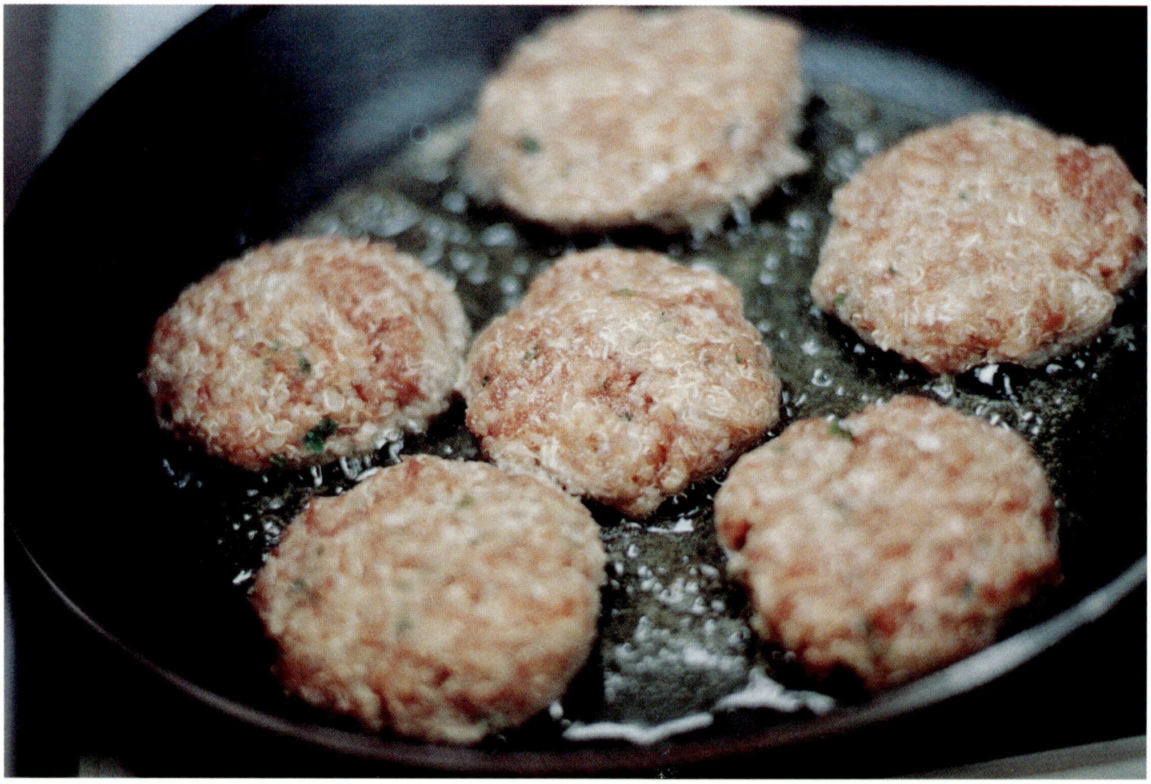

Schweinefilet-Köpfe im Chinakohlblatt

Zutaten (pro Person):

	Eiweiß g	Kalium mg	Phosphor mg
120 g Schweinefilet	19,3	350	170
3-4 Esslöffel Öl	–	–	–
80-100 g Chinakohlblatt	3,8	70	34
10 g Senf	0,6	18	13
	23,7	438	217

Zubereitung: Schweinefilet-Köpfe – dies ist das dickere Ende des Filets – mit Senf bestreichen und von allen Seiten anbraten. Chinakohlblätter kurz in kochendem Wasser blanchieren, damit sie weicher werden. Filet-Köpfe jeweils in ein Blatt einwickeln, feststecken und in Öl, Margarine oder Butter 30 bis 40 Minuten braten. Danach in breite Scheiben schneiden und anrichten.

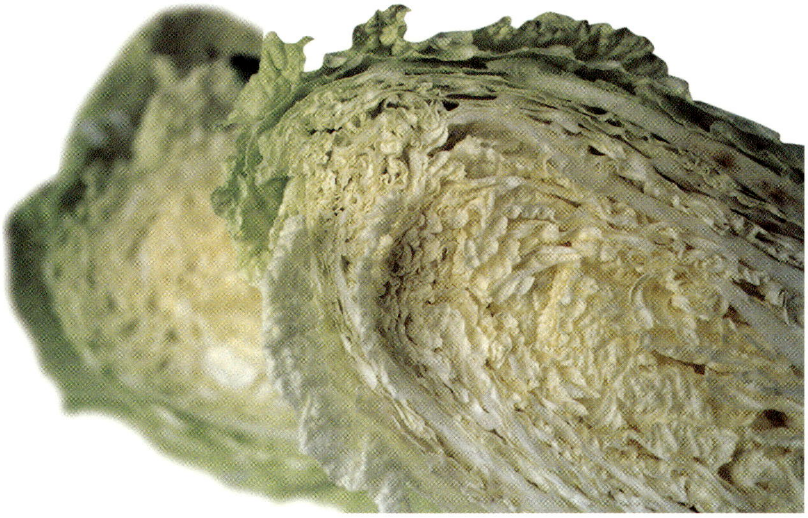

Kasseler mit Grünkohl

Zutaten (pro Person):

	Eiweiß g	Kalium mg	Phosphor mg
120 g ausgelöstes Kasselerstück	22,8	378	180
10 g Senf	–	20	15
1-2 Esslöffel Öl	–	–	–
100 g Grünkohl	4,3	490	90
1 Teelöffel Maisstärke	–	–	–
	27,1	888	285

Zubereitung: Das Kasseler mit Senf bestreichen und von jeder Seite in Öl ca. 5 Minuten knusprig anbraten.

Den Grünkohl von den Stielen abstreifen, kleinschneiden, waschen und in mindestens 1 l Wasser gar kochen. Den abgetropften Grünkohl in einen kleinen Topf geben, Maisstärke (Speisestärke) mit etwas kaltem Wasser glattrühren, unter den Kohl mengen und einmal kurz aufkochen lassen.

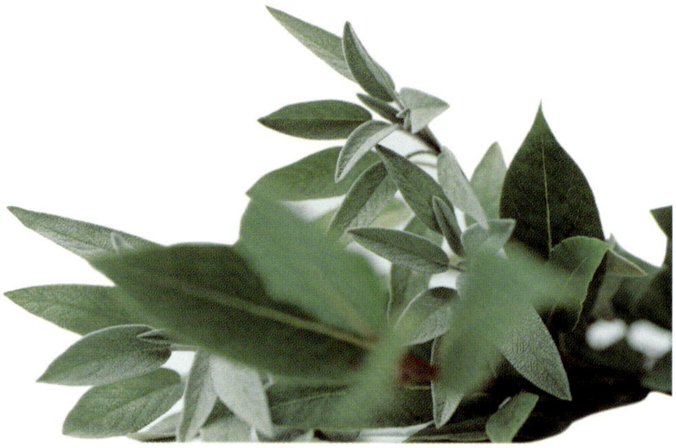

Kasseler mit Sauerkraut

Zutaten (pro Person):

	Eiweiß g	*Kalium* mg	*Phosphor* mg
120 g ausgelöstes Kasselerstück	*22,8*	*378*	*180*
10 g Senf	*–*	*20*	*15*
1-2 Esslöffel Öl	*–*	*–*	*–*
100 g Sauerkraut aus der Dose	*1,5*	*290*	*4*
30 g Ananas aus der Dose	*–*	*23*	*–*
1 Teelöffel Maisstärke	*–*	*–*	*–*
	24,3	*711*	*199*

Zubereitung: Das Kasseler mit Senf bestreichen und von jeder Seite in Öl ca. 5 Minuten knusprig anbraten. Das Sauerkraut abtropfen lassen und in Wasser garen. Die Ananas dazugeben. Maisstärke (Speisestärke) mit etwas kaltem Wasser glattrühren, unter das Sauerkraut mengen und einmal kurz aufkochen lassen.

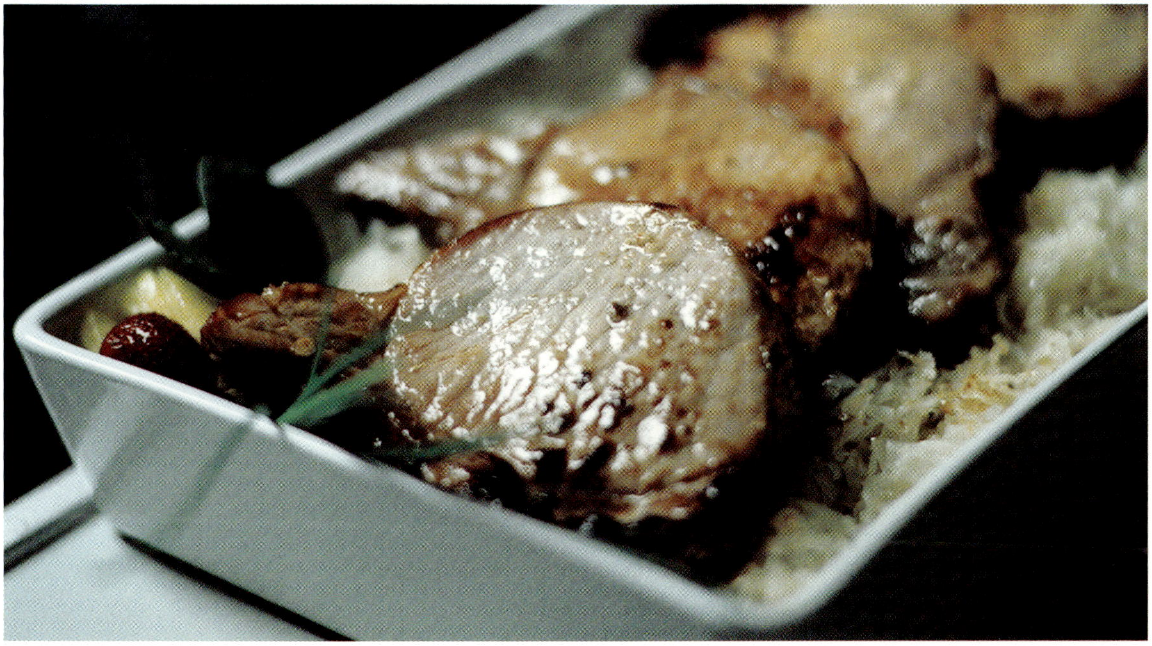

Putenfilet-Topf mit Tofu

Zutaten (pro Person):

	Eiweiß g	Kalium mg	Phosphor mg
120 g Putenfilet	28,9	396	240
1-2 Esslöffel Öl	–	–	–
50 g Champignons aus der Dose	1,2	65	35
20 g Sahne	0,5	22	12
50 g Tofu	4,0	60	50
Paprika	–	–	–
Pfeffer	–	–	–
	34,6	543	337

Zubereitung: Putenfilet in Stücke schneiden und von allen Seiten anbraten. Die Champignons dazugeben und mit Sahne ablöschen. Den gewürfelten Tofu darüber geben und mit Paprika und Pfeffer würzen.

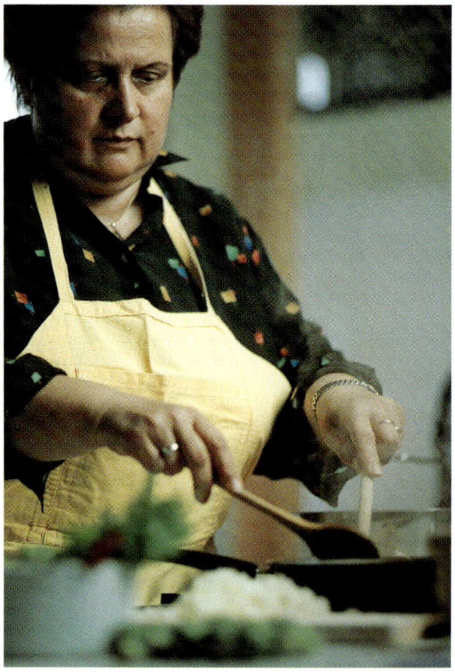

Putenleber mit gerösteten Zwiebeln und Apfelmus

Zutaten (pro Person):

	Eiweiß g	Kalium mg	Phosphor mg
120 g Putenleber	26,5	264	288
1-2 Esslöffel Öl	–	–	–
30 g Zwiebeln	0,4	55	14
100 g Apfelmus	0,2	114	7
	27,1	433	309

Zubereitung: Putenleber waschen und gut mit Küchenkrepp trockentupfen. Öl in der Pfanne erhitzen und die Leber von beiden Seiten je 3 Minuten schmoren. Die klein geschnittenen Zwiebeln können gleichzeitig in der Pfanne mitgeschmort werden.

Dazu wird Kartoffelbrei (Rezept s. S. 71) und Apfelmus gereicht.

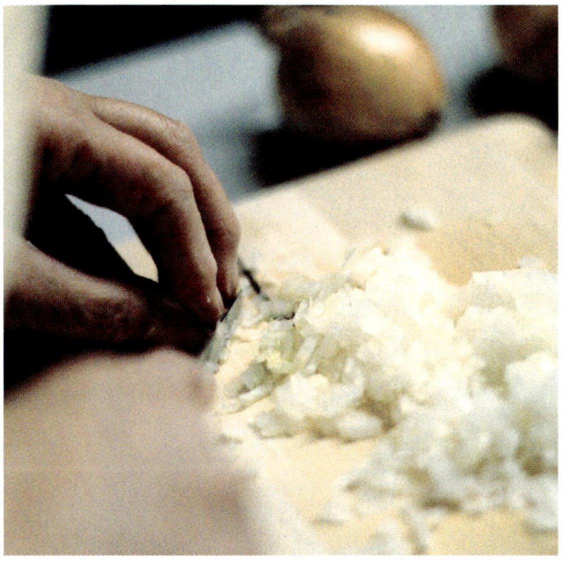

Rehrücken

Zutaten (für 4 Personen):

	Eiweiß g	Kalium mg	Phosphor mg
500 g Rehrücken ohne Knochen	112,0	1700	1100
250 ml Rotwein	–	–	–
250 ml Wasser	–	–	–
2-3 Esslöffel Butterschmalz	–	–	–
10 Scheiben durchwachsener Speck (ca. 100 g)	2,7	10	25
Wildgewürz	–	–	–
4 halbe Birnen aus der Dose (ca. 200 g)	0,6	140	20
20 g Preiselbeeren	–	10	–
	115,3	1860	1145
pro Portion	28,8	465	286

Zubereitung: Für die Beize Rotwein und Wasser mit 1 Esslöffel Wildgewürz aufkochen und abkühlen lassen. Das Fleisch waschen und in eine flache Schale legen. Mit der Beize übergießen und einen Tag lang zugedeckt an einem kühlen Ort stehen lassen.

Dann das Fleisch trockentupfen und von allen Seiten in Butterschmalz anbraten. Mit den Speckscheiben belegen und 45 Minuten bei kleiner Hitze schmoren.

Während des Schmorens ab und zu 1 Esslöffel Beize in den Bräter geben.

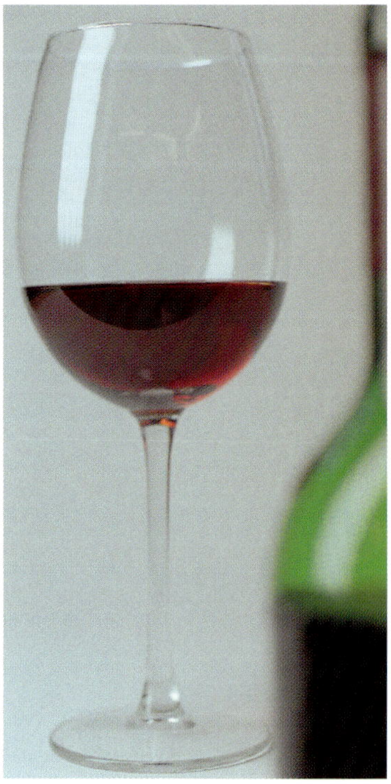

Wenn gefrorenes Fleisch genommen wird, kann mit einigen Esslöffeln Sahne-Wasser-Gemisch abgelöscht werden.

Die Birnen abtropfen lassen und in die Aushöhlung Preiselbeeren geben. Mit dem Fleisch auf einer Platte anrichten.

Hinweis: *Die Beize macht das Wildfleisch mürber. Für gefrorenes Wild benötigt man keine Beize.*

Roastbeef in Blätterteig

Zutaten (für 6 Personen):

		Eiweiß g	Kalium mg	Phosphor mg
720 g Roastbeef		*148,3*	*2010*	*960*
60 g Senf		*3,0*	*110*	*80*
400 g Blätterteig		*16,0*	*200*	*160*
Öl zum Braten		*–*	*–*	*–*
		167,3	*2320*	*1200*
	pro Person	*27,9*	*388*	*200*

Zubereitung: Das gewaschene und trockengetupfte Roastbeef am Stück von allen Seiten kurz anbraten und mit Senf bestreichen. Blätterteigscheiben auftauen und so ausrollen, dass das Fleischstück daraufgelegt und eingeschlagen werden kann. Reststreifen von Blätterteig können zur Verzierung obenauf gelegt werden. Das eingepackte Fleischstück auf ein Backblech mit Backpapier legen und ca. 1 Stunde bei 200 °C backen. Wer das Fleisch halbdurch geschmort haben will, braucht nur 45 Minuten.

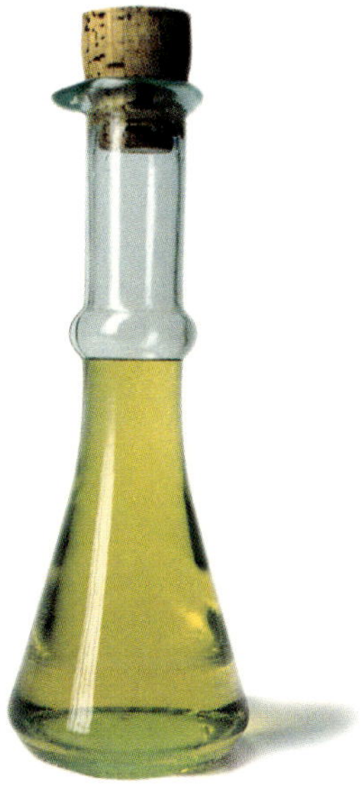

Karibische Fischpfanne mit Quinoa

Zutaten (pro Person):

	Eiweiß g	Kalium mg	Phosphor mg
20 g Quinoa, roh	3,0	160	66
40 ml Wasser	–	–	–
30 g Paprikaschote	0,4	70	10
30 g Zwiebeln	0,4	55	14
1 - 2 Esslöffel Erdnussöl	–	–	–
120 g Rotbarsch	21,0	310	200
50 g Kokosmilch	–	140	15
Karibikgewürz (Reformhaus)	–	–	–
	24,8	735	305

Zubereitung der Kokosmilch: 200 g Kokosflocken mit 400 ml heißem Wasser übergießen und abgedeckt 30 Minuten stehen lassen. Anschließend die Kokosflocken durch ein Sieb mit Tuch gießen und die Masse ausdrücken. Für diesen wässrigen Auszug aus Kokosflocken berechne ich die Hälfte des Kalium- und Phosphorgehaltes der konzentrierten Kokosmilch, wie sie sich im Inneren von Kokosnüssen befindet und wie sie in der Tabelle angegeben ist.

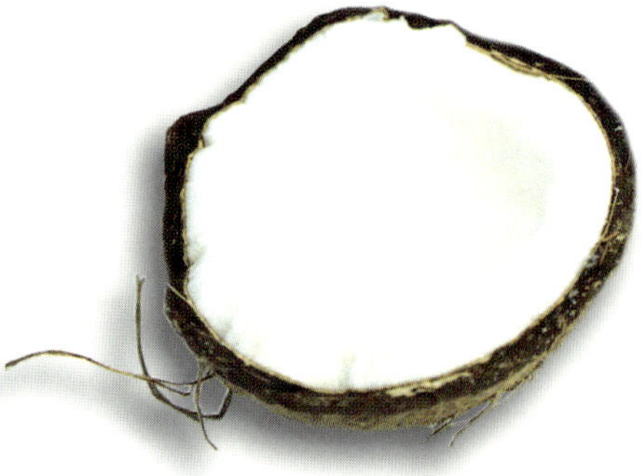

Zubereitung: Quinoa im Wasser ca. 20 Minuten garen. Die Paprikaschote und die klein geschnittenen Zwiebeln in Erdnussöl 5 Minuten schmoren, dann den Fisch dazugeben. Den Fisch von beiden Seiten weitere 1 bis 2 Minuten schmoren lassen. Kokosmilch und Quinoa vorsichtig unterheben.

Seelachs-Krabben-Pfanne

Zutaten (für 2 Personen):

	Eiweiß g	Kalium mg	Phosphor mg
200 g Seelachs (Köhler)	36,6	748	600
100 g Krabben (Garnelen)	18,6	225	270
100 g Erbsen aus der Dose	5,2	80	135
100 ml Sahne	2,4	60	110
1 kleines Ei (50 g)	6,5	110	75
1 Teelöffel Dill	–	–	–
1 Teelöffel Fischgewürz	–	–	–
	69,3	1223	1190
pro Portion	34,7	612	595

Zubereitung: Den Seelachs in 2 Portionen teilen und in eine Schale legen. Krabben und Erbsen darüber verteilen. Die Sahne mit den Gewürzen und dem Ei verquirlen und über den Fisch geben. Im Backofen bei 200 °C 20 bis 30 Minuten garen.

Dazu passt Naturreis (Rezept s. S. 76).

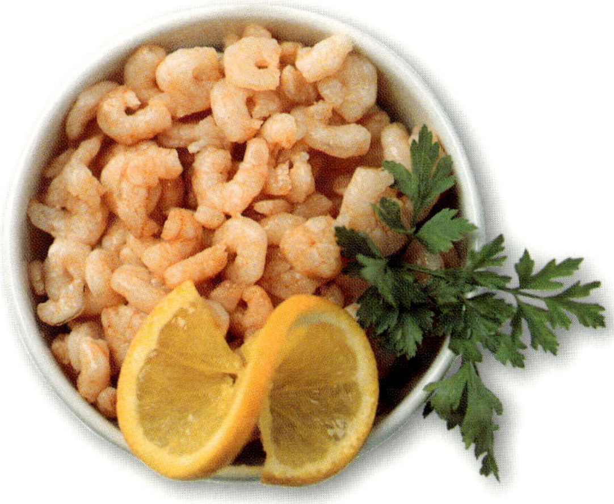

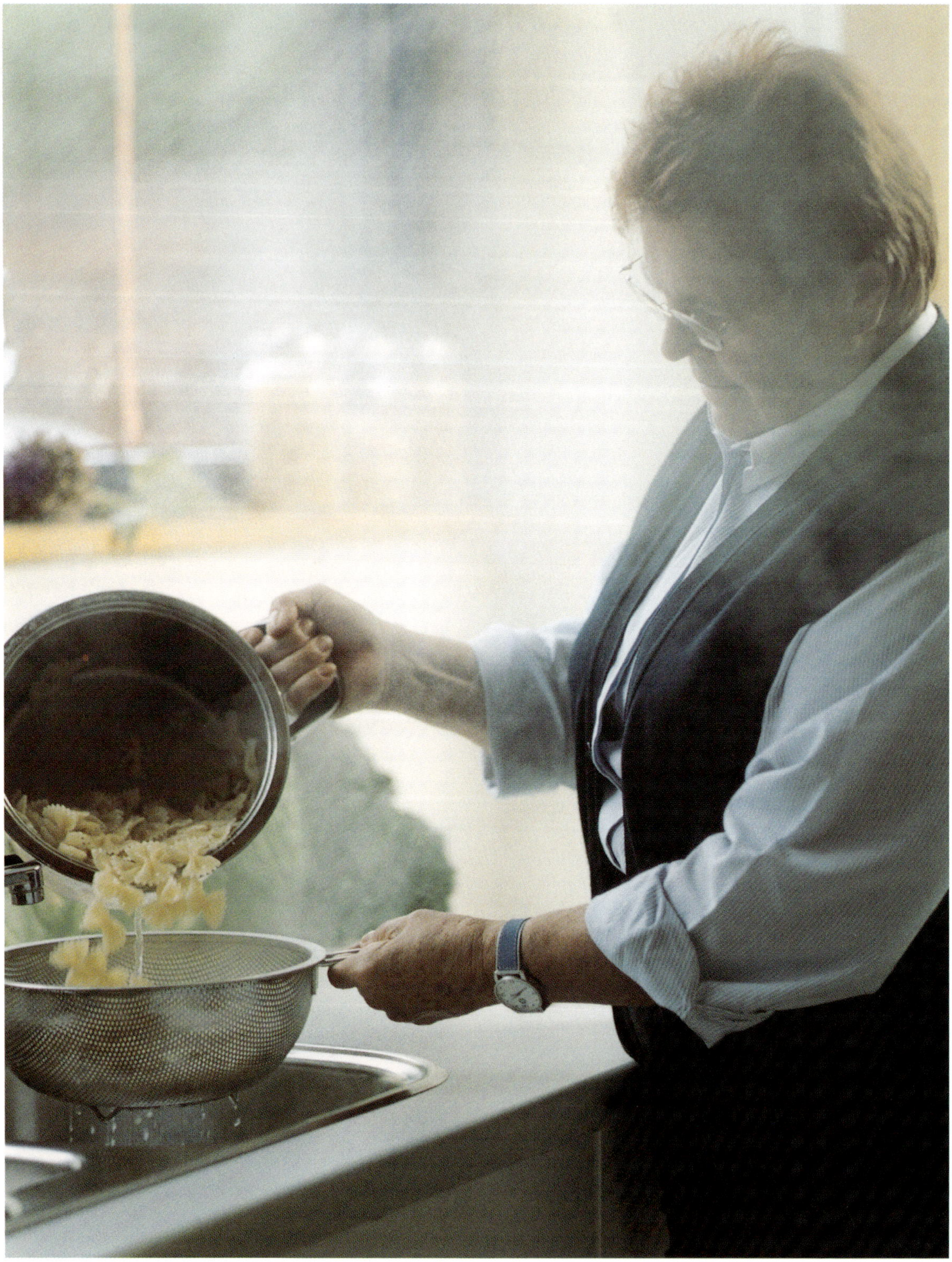

Beilagen

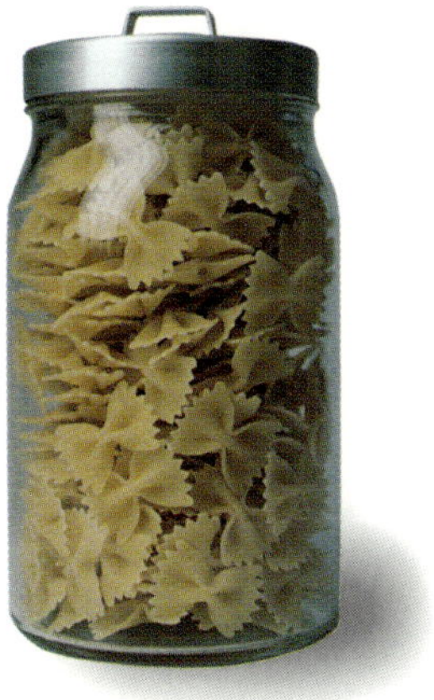

Pommes frites

Zutaten (pro Person):

	Eiweiß g	Kalium mg	Phosphor mg
200 g gewässerte rohe Kartoffeln	4,0	300-450	100
Fett zum Frittieren	–	–	–
	4,0	300-450	100

Zubereitung: Die Kartoffeln in Stifte schneiden und in der Fritteuse oder einem Topf mit heißem Fett frittieren. Sie können die Kartoffelstifte aber auch in reichlich Wasser halb gar kochen, abschütten, trockentupfen und dann frittieren.

Tipp: *Es lässt sich sehr gut eine größere Menge zubereiten, einfrieren und bei Bedarf die gewünschte Menge im Backofen zubereiten. Es lohnt sich, es auf jeden Fall einmal auszuprobieren!*
Im Vergleich zu den aus gewässerten Kartoffeln hergestellten Pommes frites enthält eine herkömmliche „einfache" Portion (ca. 140 g) Pommes frites 4,2 g Eiweiß, 1300 mg Kalium und 150 mg Phosphor (Werte nach „Die große GU Nährwert-Tabelle").

Pommes frites: *Für die Kartoffelgerichte werden prinzipiell gewässerte Kartoffeln verwendet, da sich der Kaliumgehalt dadurch deutlich absenken lässt. Die Kartoffeln werden dafür in kleine Stücke geschnitten und 24 Stunden in viel Wasser (z.B. in der 10-fachen Menge) liegen gelassen. Dabei wechselt man das Wasser während dieser Zeit mehrfach oder man erneuert das Kochwasser mehrmals.*

Da Kalium ein wasserlösliches Mineral ist, kann durch das Wässern und Erneuern des Einweich- oder Kochwassers ein beliebtes Nahrungsmittel kaliumärmer gemacht werden. Bei dieser Methode verlieren die Kartoffeln ein Drittel bis die Hälfte evtl. sogar bis zu zwei Drittel ihres Kaliumwertes. 100 g gewässerte rohe Kartoffeln enthalten 2,0 g Eiweiß, 150 bis 225 mg Kalium und 50 mg Phosphor.

Leider gibt es keine aktuelle und einfachere Methode, aus der man genauere Werte ableiten könnte. Ich habe bei der Berechnung des Kaliums gewässerter Kartoffeln die Angaben aus der „Ernährungsfibel für Dialysepatienten" von Dr. H. Quirin zugrunde gelegt.

Kartoffel-Kroketten

Zutaten (pro Person):

	Eiweiß g	Kalium mg	Phosphor mg
200 g Kartoffeln	*4,0*	*300*	*100*
20 g Eigelb	*3,2*	*30*	*120*
20 g Weizenmehl	*2,1*	*22*	*20*
Fritierfett	*–*	*–*	*–*
	9,3	*352*	*240*

Zubereitung: Die Kartoffeln schälen, klein schneiden und in 2 l Wasser 24 Stunden wässern. Das Wasser am besten mehrmals erneuern und zum Kochen frisches Wasser verwenden. Nachdem die Kartoffeln gar sind, das Kochwasser abschütten und die Kartoffeln sehr gut ausdampfen und auskühlen lassen.

Die abgekühlten Kartoffeln zu Brei stampfen, mit Eigelb und Mehl vermengen und evtl. salzen. Mit feuchten Händen Kroketten formen und in heißem Fett ausbacken.

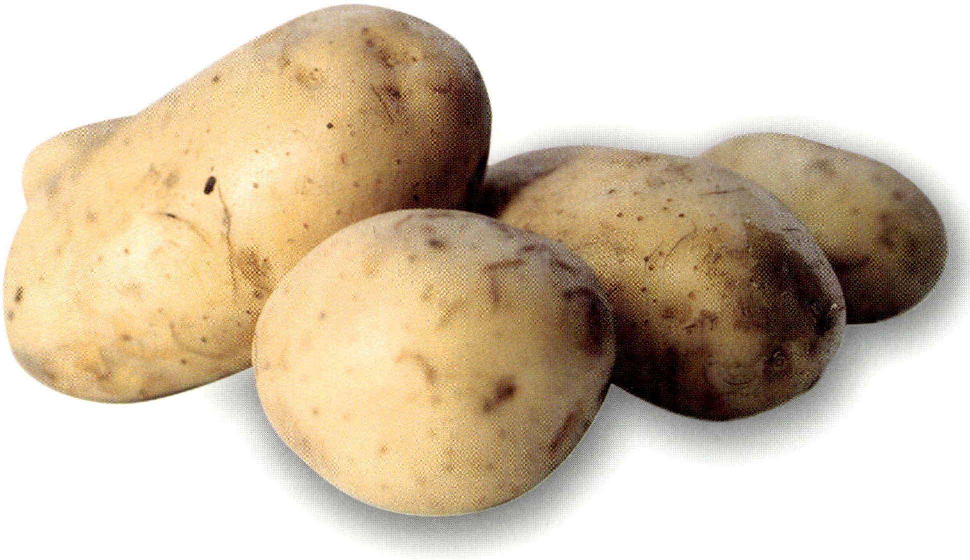

Kartoffel-Gratin

Zutaten (für 4 Personen):

	Eiweiß g	Kalium mg	Phosphor mg
400 g Kartoffeln	*8,0*	*600*	*200*
200 g Sahne	*4,8*	*220*	*120*
1/2 Becher Wasser	*–*	*–*	*–*
Muskat	*–*	*–*	*–*
Pfeffer	*–*	*–*	*–*
Jodsalz	*–*	*–*	*–*
	12,8	*820*	*320*
pro Portion	*3,2*	*205*	*80*

Zubereitung: Die Kartoffeln schälen und in dünne Scheiben schneiden. 24 Stunden in ca. 4 l Wasser wässern. Das Wasser möglichst mehrmals wechseln. Die Kartoffeln in dem Sahne-Wasser-Gemisch 15 Minuten leicht garen. Dabei immer wieder umrühren. Die Kartoffeln würzen und evtl. mit Maisstärke oder Weizenmehl binden und in eine Auflaufform geben. Im Backofen bei 200 °C ca. 1 Stunde goldbraun backen.

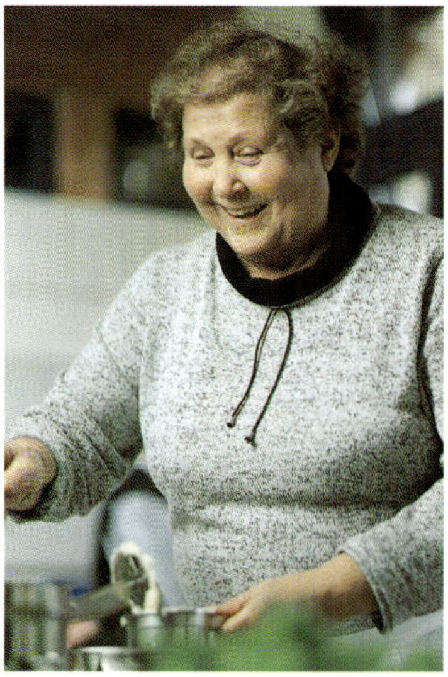

Kartoffel-Brei

Zutaten (pro Person):

	Eiweiß g	Kalium mg	Phosphor mg
200 g Kartoffeln	4,0	300	100
etwa 20 ml Milch	0,6	31	18
Muskat	–	–	–
Jodsalz	–	–	–
	4,6	331	118

Zubereitung: Die Kartoffeln schälen, in Würfel schneiden und 24 Stunden in ca. 2 l Wasser wässern. Das Wasser möglichst mehrmals wechseln. Dann die Kartoffeln kochen, abschütten und anschließend mit den restlichen Zutaten verstampfen.

Tipp: *Zur Verfeinerung können Sie 1 Esslöffel kaltgepresstes Sonnenblumenöl über den fertigen Brei geben.*

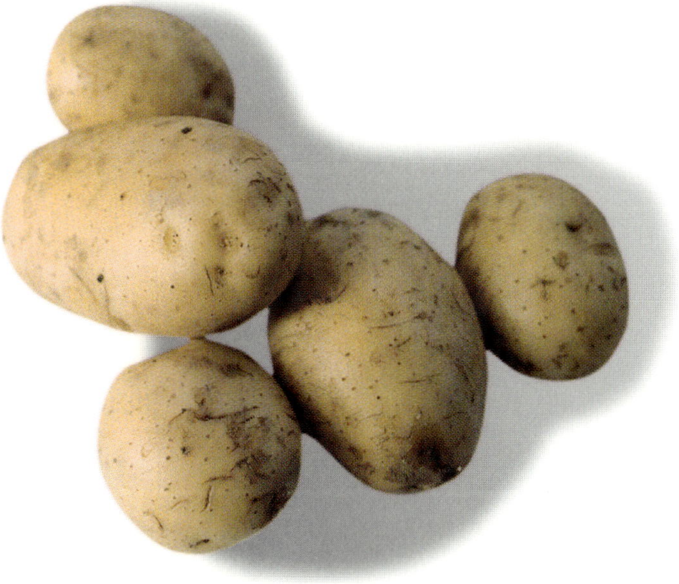

Kartoffelklöße aus gekochten Kartoffeln

Zutaten (für 5 Klöße):

	Eiweiß g	Kalium mg	Phosphor mg
500 g Kartoffeln	10,0	750	250
30 g Eigelb	4,8	40	180
20 g Maisstärke (Mondamin)	–	–	–
1/2 Teelöffel Salz	–	–	–
Muskat	–	–	–
	14,8	790	430
pro Kloß	2,9	158	86

Zubereitung: Die Kartoffeln schälen, klein schneiden und 24 Stunden in viel Wasser stehen lassen. Zum Kochen frisches Wasser verwenden. Wenn die Kartoffeln gar sind, das Wasser abschütten und die Kartoffeln gut auskühlen lassen. Die Kartoffeln zerstampfen und mit den übrigen Zutaten vermengen. Dieser Kartoffelteig kann schon am Vortag zubereitet und über Nacht im Kühlschrank aufbewahrt werden. Mit angefeuchteten Händen 5 Klöße formen und sie in sprudelndes Wasser geben, sodass die Klöße darin schwimmen. Auf kleiner Flamme 20 Minuten garziehen lassen.

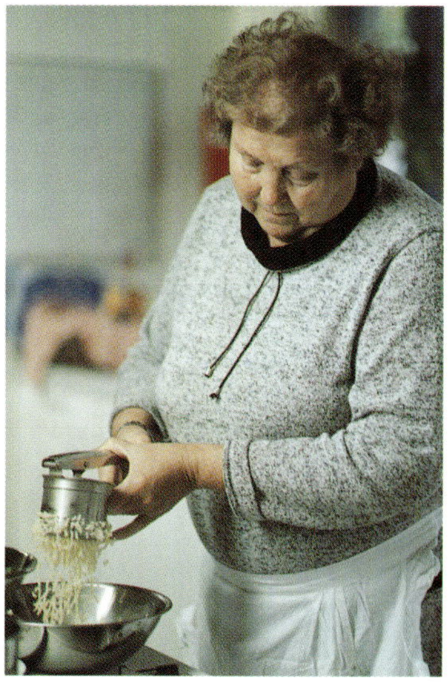

Tipp: *Mit gewürfeltem, angebratenem durchwachsenem Speck kann dies eine eigenständige Mahlzeit sein.*
50 g Speck enthalten 8,9 g Eiweiß, 80 mg Kalium und 27 mg Phospor.

Petersilien-Kartoffeln

Zutaten (pro Person):

	Eiweiß g	Kalium mg	Phosphor mg
150 g Kartoffel	3,0	225	75
1 Teelöffel Petersilie	–	–	–
	3,0	225	75

Zubereitung: Die Kartoffeln schälen, in Stücke schneiden und 24 Stunden wässern. Dann das Einweichwasser abgießen und die Kartoffelstücke in 1 l Wasser in 20 Minuten garkochen und abschütten. Die Kartoffeln mit der gehackten Petersilie bestreut servieren.

Spätzle

Zutaten (pro Person):

	Eiweiß g	Kalium mg	Phosphor mg
30 g Spätzle, roh	4,0	53	65

Zubereitung: Die Spätzle in reichlich sprudelndes, leicht gesalzenes Wasser geben und in 8 bis 10 Minuten garen.

Naturreis

Zutaten (pro Person):

	Eiweiß g	Kalium mg	Phosphor mg
50 g Naturreis, roh	3,7	75	160
100 ml Wasser	–	–	–
evtl. 1 Kräuterling „Basilikum"	–	30	10
	3,7	105	170

Zubereitung: Den Reis in warmem Wasser waschen und aufkochen. Dann bei geringer Hitze in 30 bis 40 Minuten langsam garen. Zum Würzen eignen sich Delikata, Paprika, Curry oder Kräuterling „Basilikum". Auch etwas Gemüse-Hefebrühe gibt einen kräftigen Geschmack.

Hafer

Zutaten (pro Person):

	Eiweiß g	Kalium mg	Phosphor mg
20 g Hafer, ganzes Korn	2,5	71	68
200 ml Wasser	–	–	–
Kräutersalz (Fa. Brecht)	–	–	–
	2,5	71	68

Zubereitung: Die Haferkörner in warmem Wasser waschen und in etwa 45 Minuten garkochen, anschließend würzen.

Tipp: *Wenn man den Hafer 3 Stunden vor dem Kochen einweicht, dann verkürzt sich die Garzeit.*

Dinkel-Sahne-Soße

Zutaten (für 6 Personen):

	Eiweiß g	Kalium mg	Phosphor mg
30 g Dinkelmehl			
(3 schwach gehäufte Esslöffel)	*3,8*	*150*	*137*
200 ml Sahne	*4,8*	*220*	*120*
200 ml kaltes Wasser	–	–	–
Delikata	–	–	–
Muskatnuss	–	–	–
1 gestrichener Teelöffel			
gekörnte Brühe (3 g)	*0,5*	*15*	*20*
	9,1	*385*	*277*
pro Portion	*1,5*	*64*	*46*

Zubereitung: Das feingemahlene Mehl in einen Soßentopf geben und mit Sahne und kaltem Wasser verrühren. Das Ganze aufkochen und bei geringer Hitze 15 Minuten köcheln lassen. Das Mehl quillt dabei langsam aus. Zum Schluss die Soße mit den Gewürzen abschmecken.
Die Soße eignet sich hervorragend für Gemüse, Kartoffeln, Nudeln, Reis und Aufläufe.

***Tipp:** Lassen Sie sich im Reformhaus oder Naturkostladen 1 kg Dinkel auf feinster Stufe mahlen. Sie können das Mehl außer für Soßen auch zum Backen von Brot, Kuchen und Eierpfannkuchen verwenden. Die benötigte Mehlmenge lässt sich gut durch einen Teil Dinkelmehl ersetzen.*

***Hinweis:** Für Diabetiker sind Kohlenhydrate, die an Ballaststoffe gebunden sind, besonders vorteilhaft. Sie erhöhen den Blutzucker nur langsam, Blutzuckerspitzen werden vermieden. Da helle Soßen auf der Basis von heißem Fett und Mehl von vielen Menschen schlecht vertragen werden, ist diese Soße eine gute Alternative.*

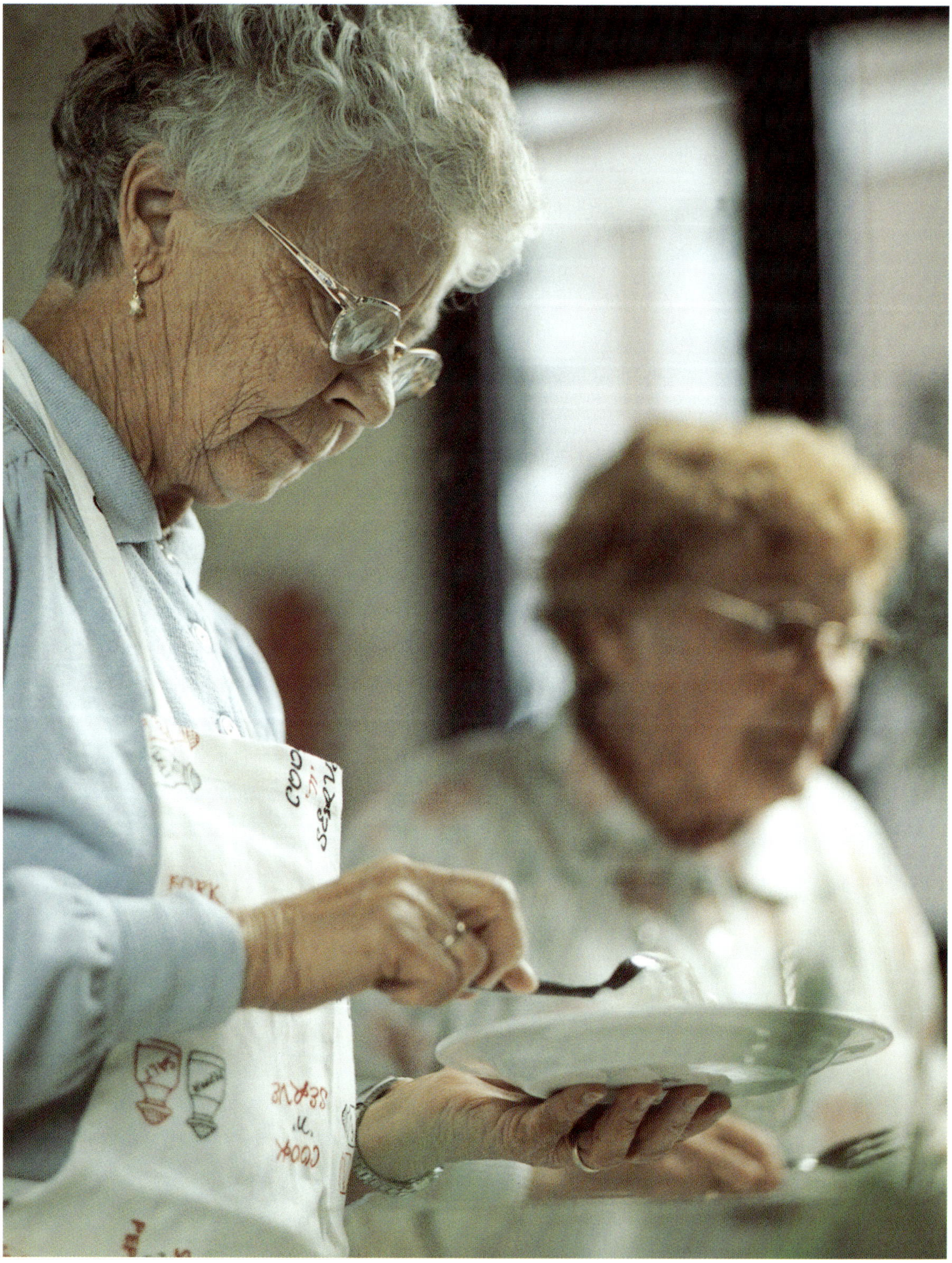

Nachspeisen

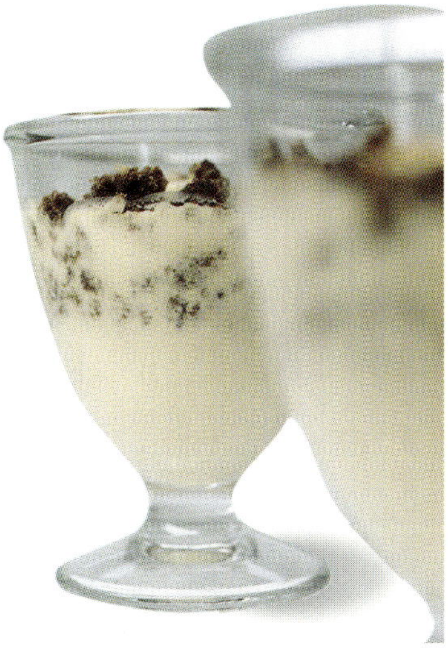

Heidelbeer-Sahne-Creme

Zutaten (pro Person):

	Eiweiß g	Kalium mg	Phosphor mg
100 g Heidelbeeren aus dem Glas	0,9	60	20
10 g Maisstärke	–	–	–
20 g Sahne	1,4	80	30
	2,3	140	40

Zubereitung: Die Heidelbeeren mit einem kleinen Teil des Saftes pürieren und in einen Topf geben. Kurz aufkochen lassen und mit angerührter Maisstärke binden. Die Heidelbeeren in Schälchen füllen und kalt stellen. In der Zwischenzeit die Sahne steif schlagen. Mit einem Stäbchen die Sahne auf den Heidelbeeren zu einem Stern auseinander ziehen.

Rhabarber-Kompott mit Eierlikörsahne

Zutaten (pro Person):

	Eiweiß g	Kalium mg	Phosphor mg
50 g Rhabarber	0,3	135	12
Zucker	–	–	–
Zitrone	–	–	–
20 g Sahne	0,4	20	12
10 ml Eierlikör	–	–	–
	0,5	146	18

Zubereitung: Den Rhabarber schälen und in Stücke schneiden. Dann in etwas Wasser (50 ml) garen und abkühlen lassen. Zucker und Zitrone dazugeben. Die Sahne schlagen und mit Eierlikör vermischt über das Kompott geben.

Kokos-Quark-Creme

Zutaten (für 2 Personen):

	Eiweiß g	Kalium mg	Phosphor mg
200 g Magerquark	27,0	190	320
50 g Kokosmilch	—	70	10
50 g Sahne	1,2	55	30
2 Teelöffel Zucker	—	—	—
1/2 Päckchen Sahnesteif	—	—	—
	28,2	315	360
pro Portion	14,1	160	180

Zubereitung: Die Sahne steif schlagen und dabei die Zucker-Sahnesteif-Mischung langsam einrieseln lassen. Quark und Kokosmilch ebenfalls unterarbeiten.

Warenkunde: *Kokosmilch ist eine asiatische Spezialität, die es in Dosen fertig zu kaufen gibt. Sie hat eine cremige Beschaffenheit. Sie können die Kokosmilch aber auch selbst zubereiten: Dafür übergießen Sie zunächst 200 g Kokosflocken mit 400 ml heißem Wasser und lassen sie abgedeckt 30 Minuten ziehen. Anschließend gießen Sie die Kokosflocken durch ein Sieb mit Tuch und drücken die Masse aus. Dieser wässrige Auszug aus Kokosflocken hat etwa die Hälfte des Eiweiß-, Kalium- und Phosphorgehaltes der konzentrierten Kokosmilch, wie sie sich im Inneren von Kokosnüssen befindet.*

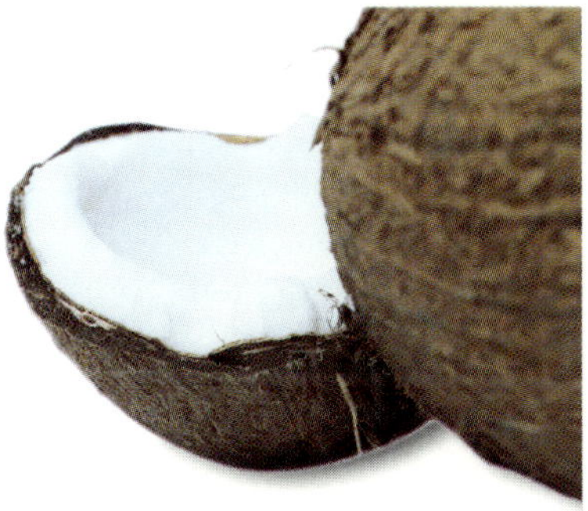

Frische Erdbeeren auf Eierpfannkuchen

Zutaten (pro Person):

	Eiweiß g	Kalium mg	Phosphor mg
100 g Erdbeeren	0,8	150	30
Für den Teig:			
50 g Weizenmehl	5,3	54	50
60 ml Milch	2,2	104	60
40 ml Wasser	–	–	–
1 Eigelb (20 g)	3,2	28	118
Öl zum Ausbacken	–	–	–
	11,5	336	258

Zubereitung: Mehl mit Eigelb, Milch und Wasser nach und nach verrühren. Den Teig 30 Minuten im Kühlschrank ruhen lassen. Danach in heißem Fett mehrere Pfannkuchen goldgelb ausbacken und mit kleingeschnittenen, frischen, evtl. gezuckerten Erdbeeren servieren.

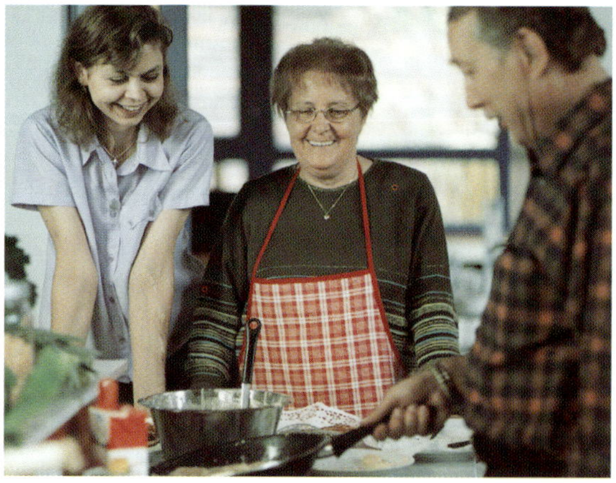

Birne „Gute Luise“

Zutaten (pro Person):

	Eiweiß g	Kalium mg	Phosphor mg
80 g Birne „Gute Luise“	*0,5*	*104*	*12*
Für die Schokoladensoße:			
20 g Milchschokolade	*1,8*	*94*	*48*
50 ml Sahne	*1,2*	*56*	*31*
1 Teelöffel Speisestärke	*–*	*–*	*–*
	3,5	*254*	*91*

Zubereitung: Die Birne schälen und weich garen (bei vollreifer Birne nicht nötig). Für die Schokoladensoße die Milchschokolade mit der Sahne vermischt in einem Topf aufkochen lassen und die mit etwas Wasser angerührte Speisestärke einrühren. Die Birne auf einen Teller legen und mit der Soße übergießen.

Hinweis: *Natürlich kann man auch jede andere Birnensorte nehmen. Aber die „Gute Luise“ ist besonders aromatisch. Am ehesten erhält man sie in Hofläden.*

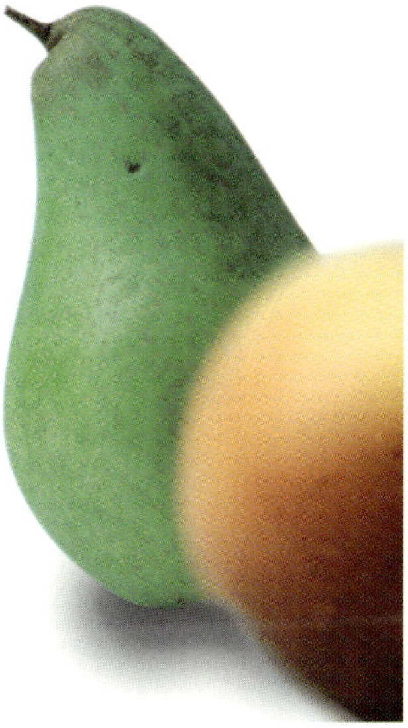

Vanille-Eis auf Schoko-Zimt-Soße

Zutaten (pro Person):

	Eiweiß g	Kalium mg	Phosphor mg
20 g Bitterschokolade	1,9	94	48
30 ml Milch	1,1	52	30
20 ml Wasser	–	–	–
etwas Zimt	–	–	–
5 g Maisstärke	–	–	–
50 g Vanille-Eis	1,8	50	60
10 g Marzipanrohmasse	0,8	21	22
	5,6	217	160

Zubereitung: Die Milch in einem Topf erwärmen und die Schokolade darin auflösen. Das Ganze mit Zimt abschmecken und mit Maisstärke (Speisestärke) binden. Die Soße in ein Portionsschälchen füllen, 50 g Eis darauf geben und mit ausgestochenen Marzipansternchen garnieren.

Heidelbeeren in Mascarpone-Quarkbett

Zutaten (pro Person):

	Eiweiß g	Kalium mg	Phosphor mg
100 g Magerquark	13,5	95	160
30 g Mascarpone (ital. Frischkäse)	3,7	30	45
150 g Heidelbeeren, frisch	1,3	90	30
	18,5	210	235

Zubereitung: Quark und Mascarpone mit etwas Wasser glattrühren. Zucker nach Geschmack dazugeben und in Portionsschälchen füllen. Darauf die frischen Heidelbeeren geben.

Ananas-Lopino-Creme

Zutaten (für 2 Personen):

	Eiweiß g	Kalium mg	Phosphor mg
200 g Ananas aus der Dose	0,8	150	15
100 g Sahne	2,4	110	60
50 g Lopino	10,0	20	60
2 Päckchen Vanillezucker	–	–	–
1 Päckchen Sahnesteif	–	–	–
	13,2	280	135
pro Portion	6,6	140	68

Zubereitung: Die Sahne steifschlagen und dabei die Zucker-Sahnesteif-Mischung langsam einrieseln lassen. Abgetropfte Ananas und Lopino mit dem Pürierstab zerkleinern und mit der Sahne verrühren.

Mit dieser Ananas-Lopino-Creme hatten wir im Januar 1999 „Lopino-Premiere".

Die Begeisterung hielt sich in Grenzen, doch es kamen sofort Vorschläge, wie man die Creme verfeinern könnte, z.B. mit Eierlikör oder Sekt.

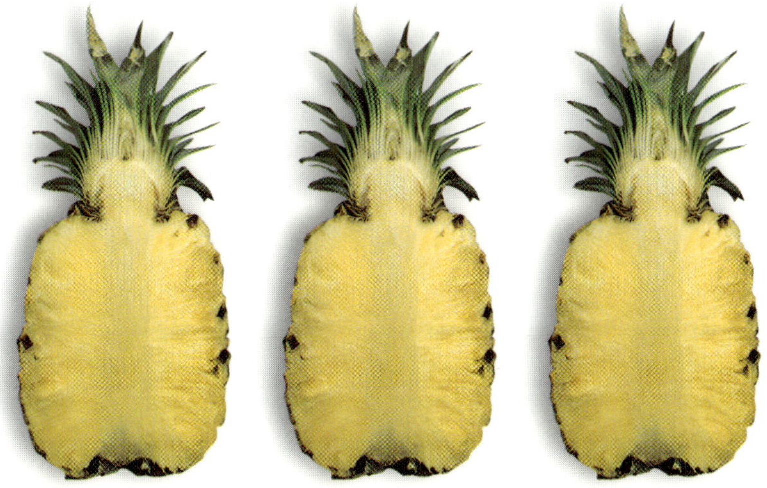

Spätsommerlicher Obstteller mit Frischkäse

Zutaten (pro Person):

	Eiweiß g	Kalium mg	Phosphor mg
20 g Frischkäse	*2,2*	*20*	*27*
etwas Sahne oder Wasser	–	–	–
20 g Pflaumen, frisch	*0,1*	*44*	*4*
100 g Pfirsich aus der Dose	*0,4*	*130*	*10*
30 g Heidelbeeren	–	*18*	*4*
20 g Weintrauben	–	*38*	*4*
	2,7	*250*	*49*

Zubereitung: Den Frischkäse mit Sahne oder Wasser glattrühren. Das Obst klein schneiden, die Weintrauben halbieren und entkernen, Den Frischkäse in die Mitte des Tellers geben und das Obst darum herum verteilen.

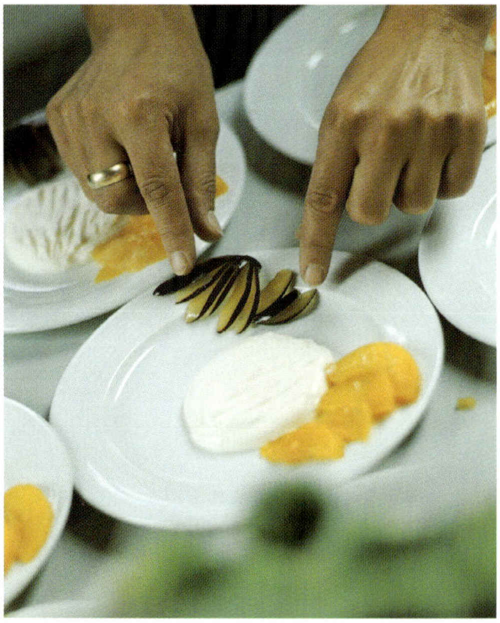

Tiramisu, eifrei

Zutaten (für 8 Personen):

	Eiweiß g	Kalium mg	Phosphor mg
400 g Löffelbisquits	34,0	560	340
300 g Mascarpone	13,8	240	390
150 ml Milch	4,9	240	135
150 ml Wasser	–	–	–
1 Päckchen „Paradiescreme Vanille“	–	40	–
5 g Kakaopulver	–	95	33
100 - 150 ml Filterkaffee	–	100	–
evtl. 20 ml Mandellikör	–	–	–
	52,7	1275	898
pro Portion	6,5	159	112

Zubereitung: Aus Milch, Wasser und Puddingpulver nach Packungsanleitung mit dem Handmixer eine Creme herstellen und diese mit dem Mascarpone verrühren. Eine Schale, am besten eine größere, viereckige flache Porzellanschale, mit einer Lage Bisquits auslegen. Mit der Hälfte des evtl. mit Mandellikör vermischten Filterkaffees beträufeln und mit der Hälfte der Creme bestreichen. Die zweite Lage Bisquits darauf legen, mit dem restlichen Kaffee beträufeln und mit der restlichen Creme bestreichen.
Zum Abschluss kann das Kakaopulver durch ein Sieb gestrichen auf der ganzen Fläche verteilt werden.
Damit die Bisquits richtig durchziehen, lässt man die Speise mindestens 6 Stunden im Kühlschrank stehen. Die Bisquits werden dann locker und weich wie ein gebackener Bisquitboden. Ein Tag im Kühlschrank ist fast noch besser.

Für unseren Koch-Treff war diese Speise aufgrund der kurzen Vorbereitungszeit nicht optimal gelungen, teilweise waren die Bisquits noch hart. Wenn Sie sie zuhause rechtzeitig zubereiten, kommen Sie in den vollen Genuss. Dafür lohnt es sich zu warten.

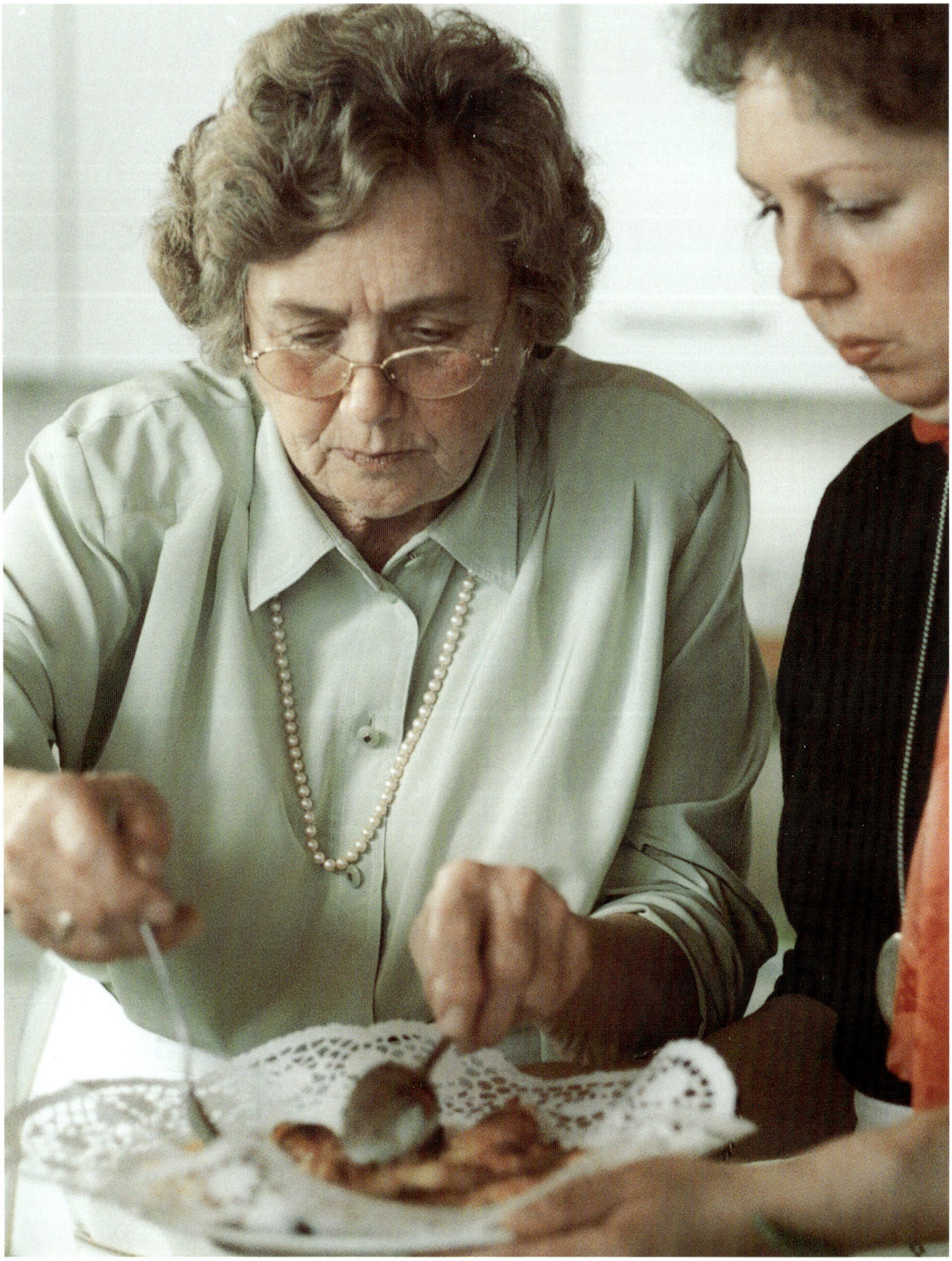

Koch-Treff-Impressionen

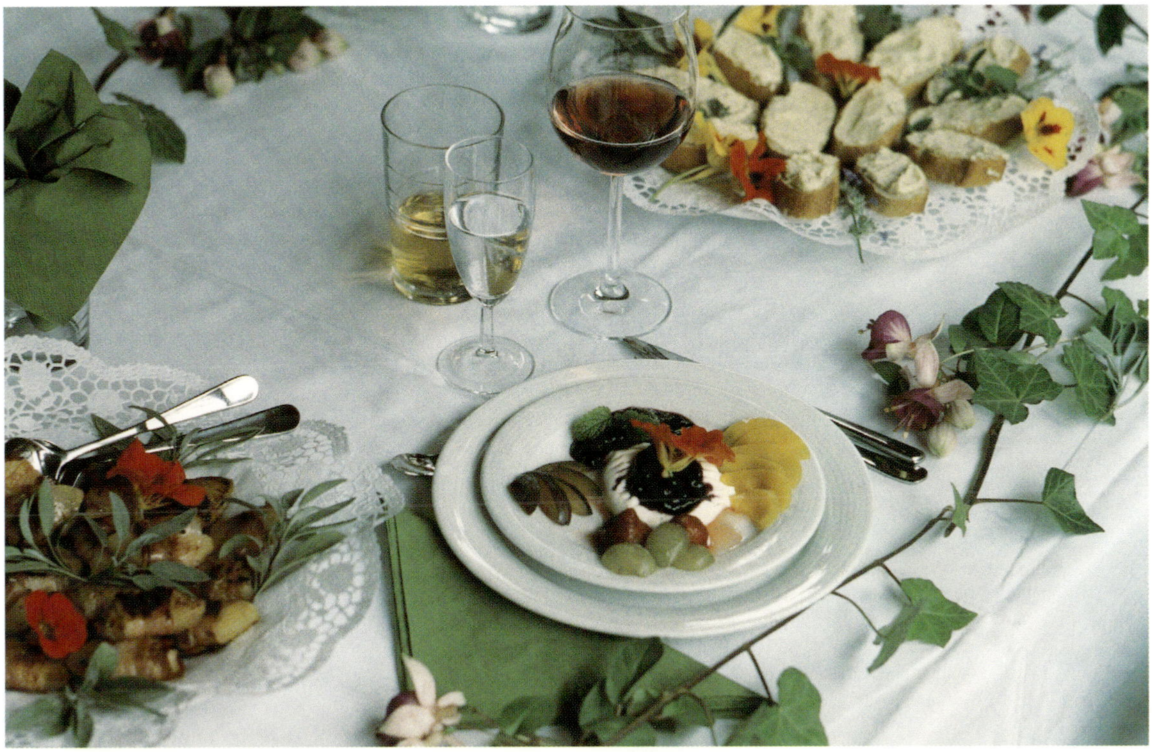

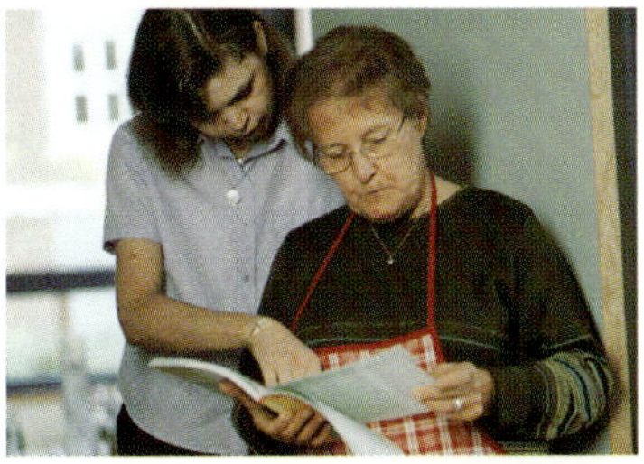

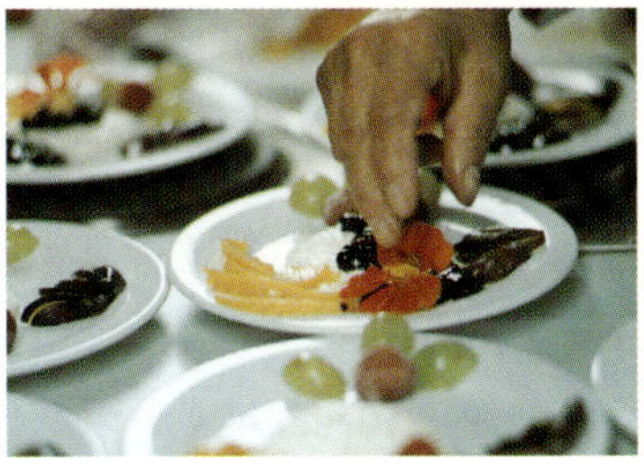

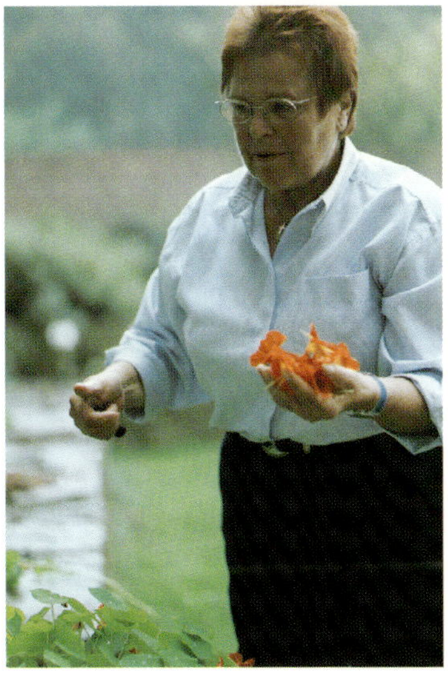

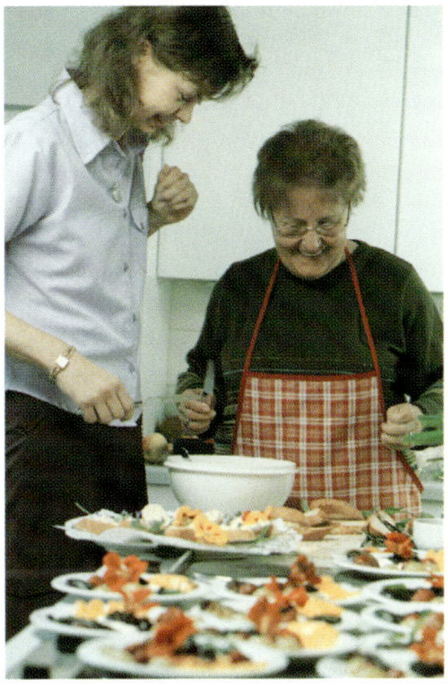

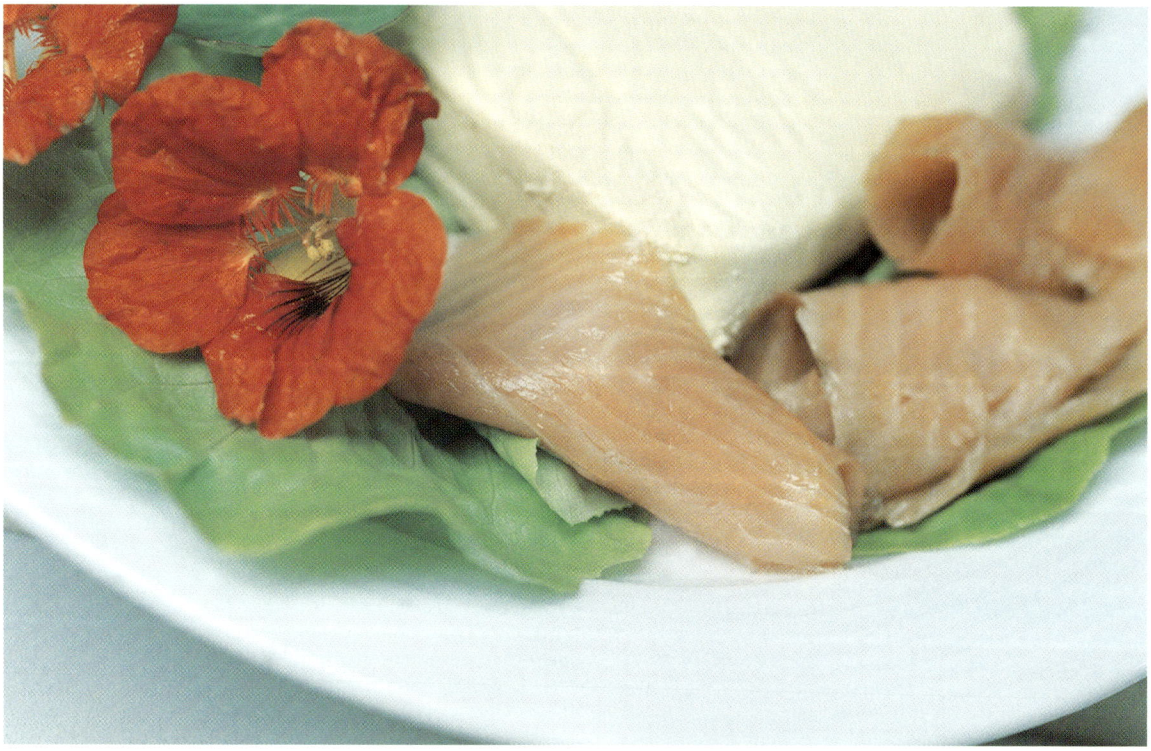

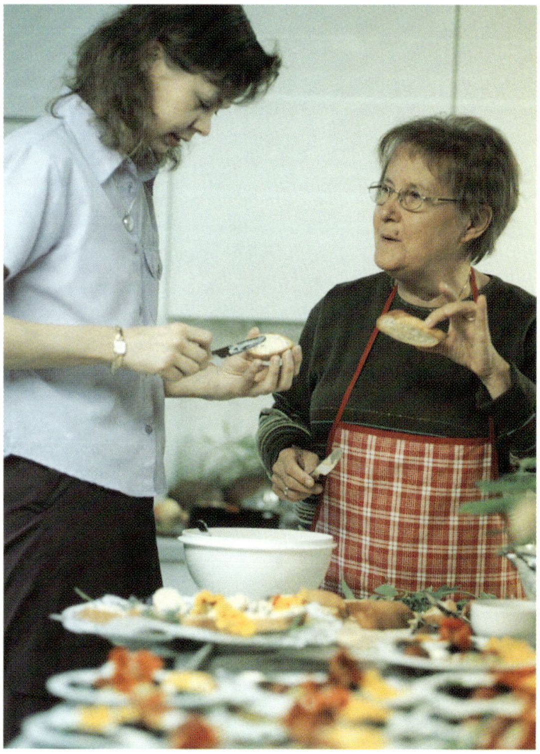

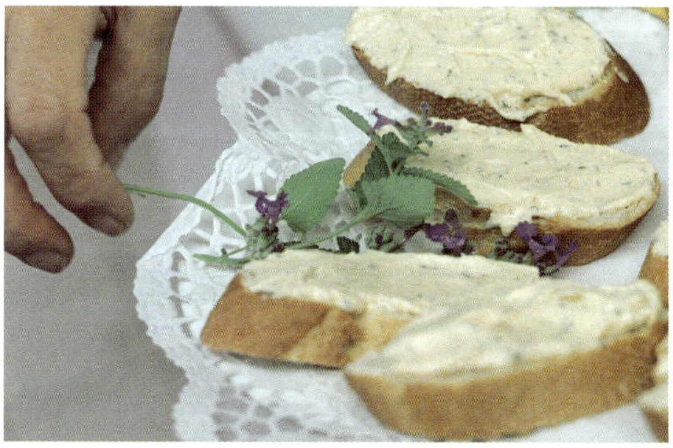

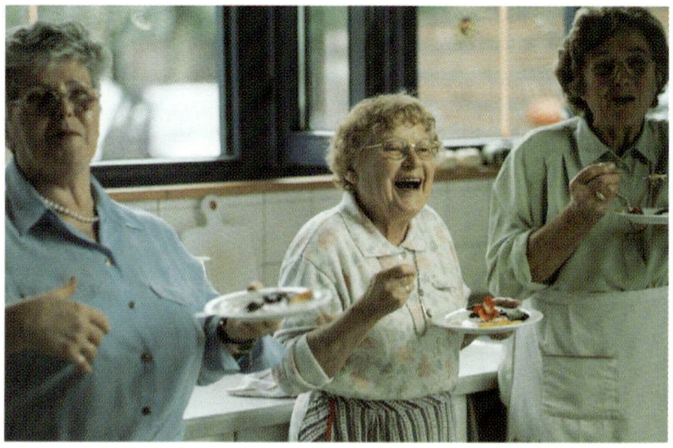

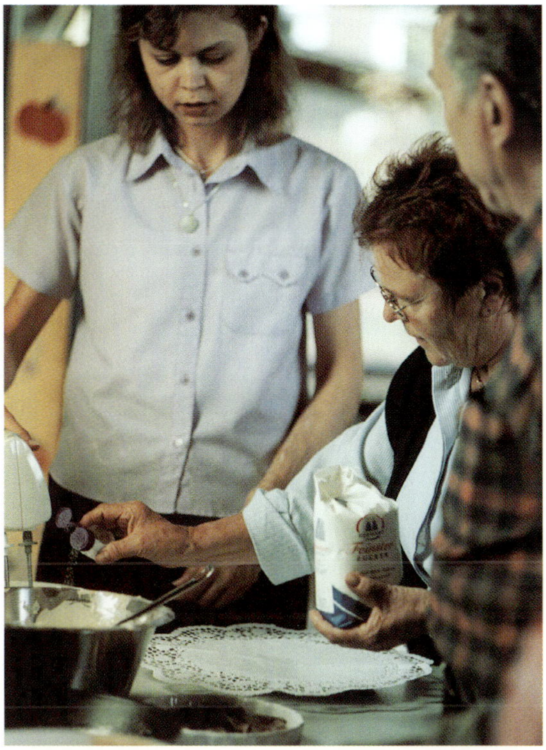

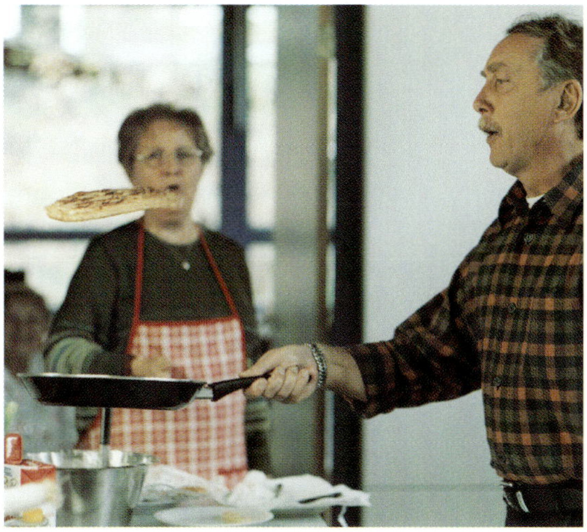

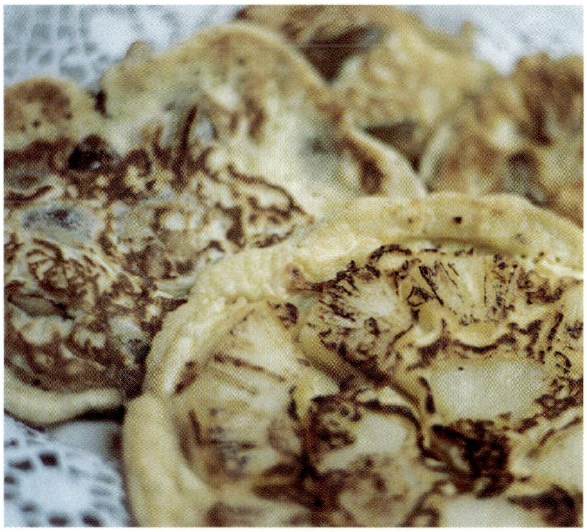

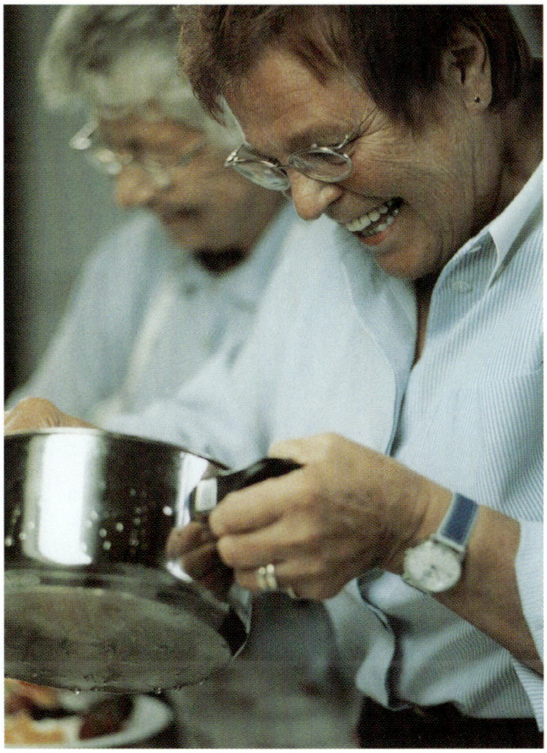

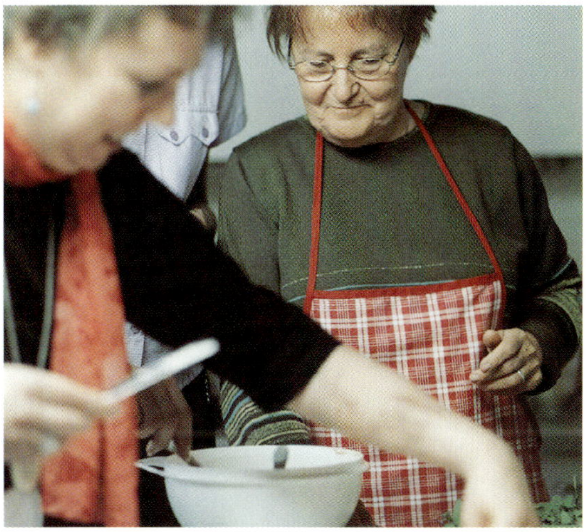

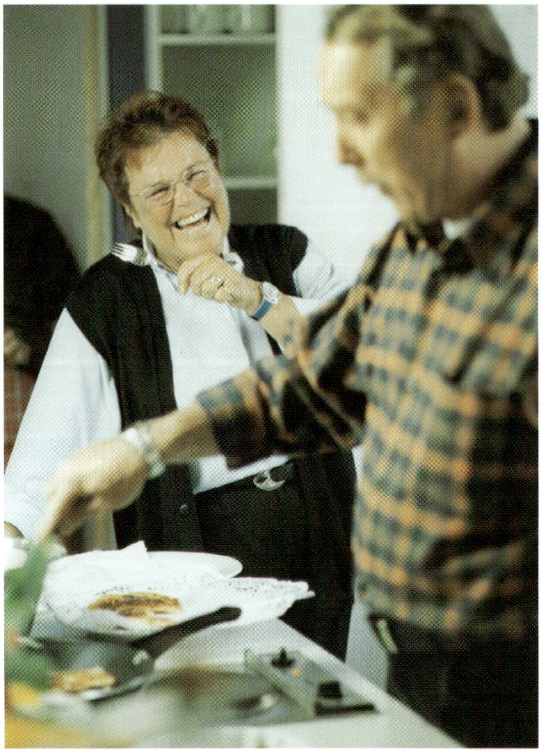

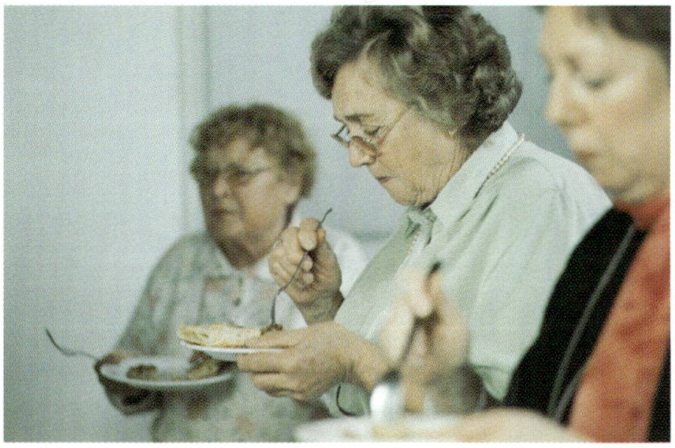

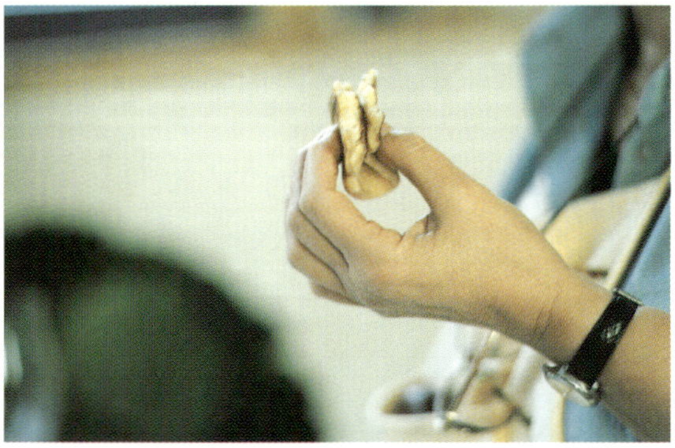

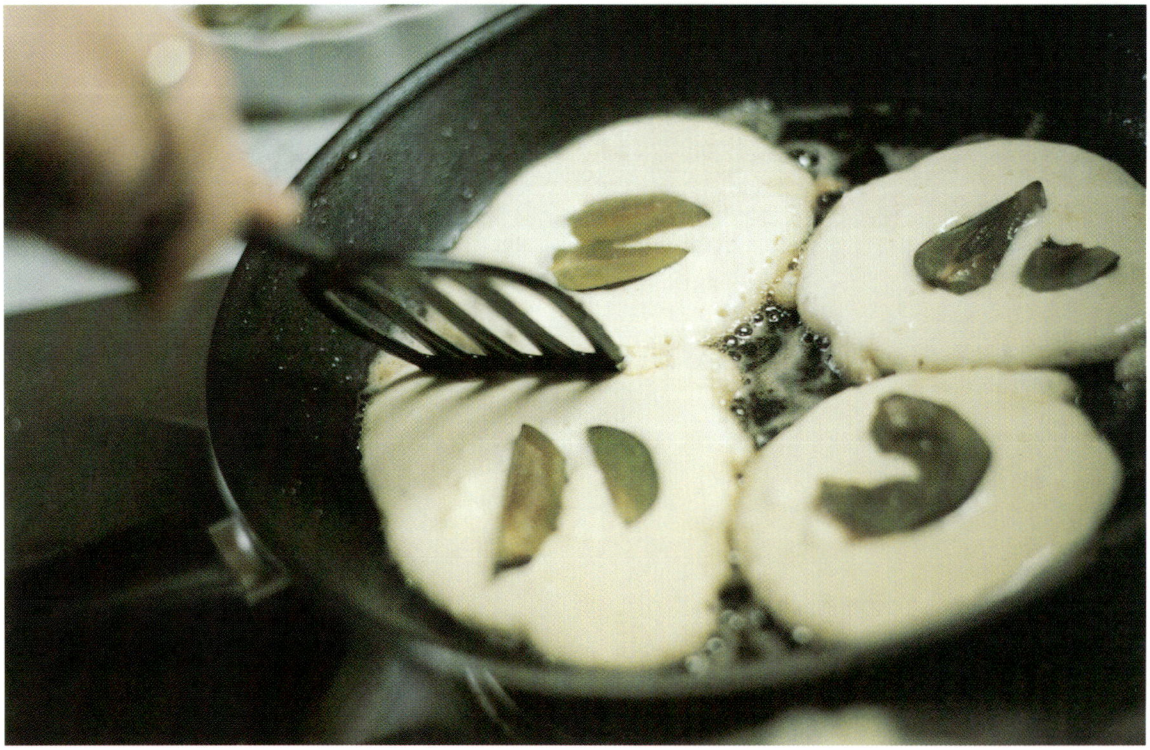

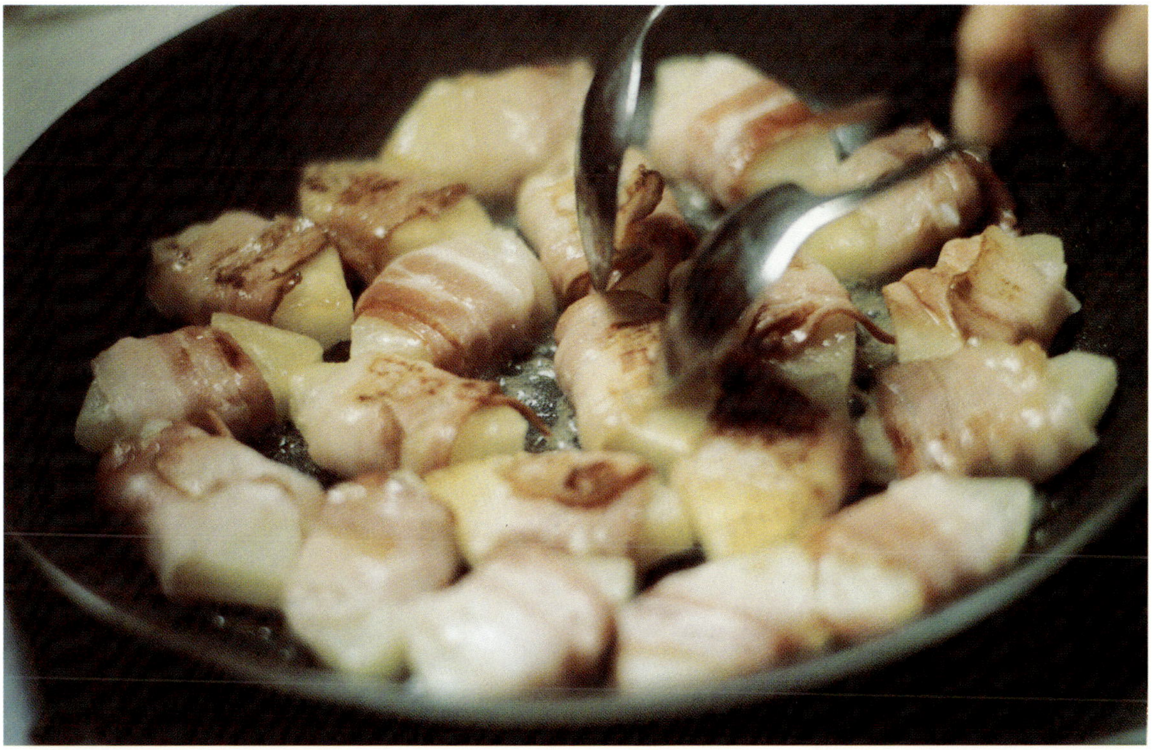

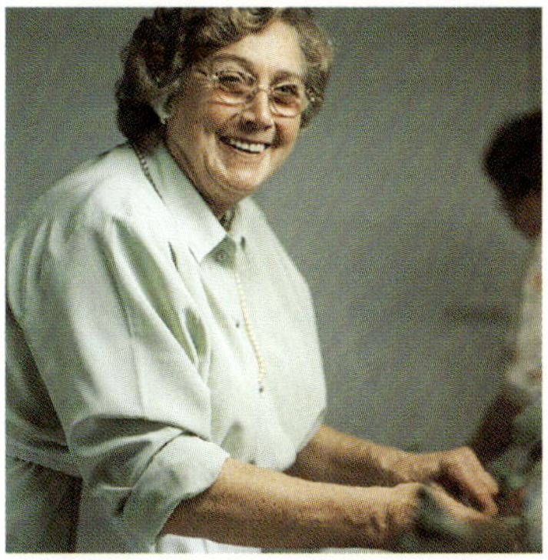

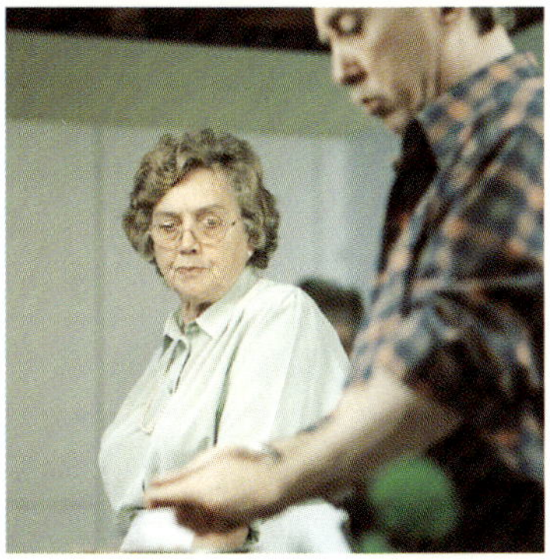

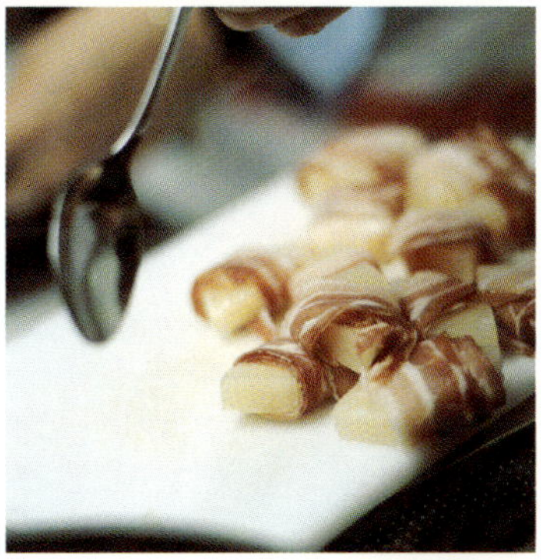

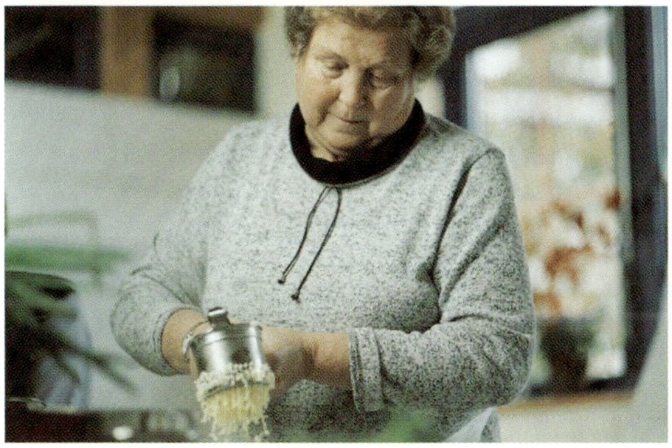

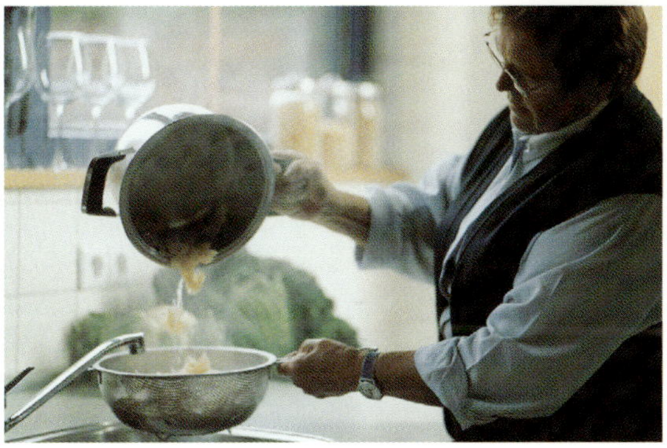

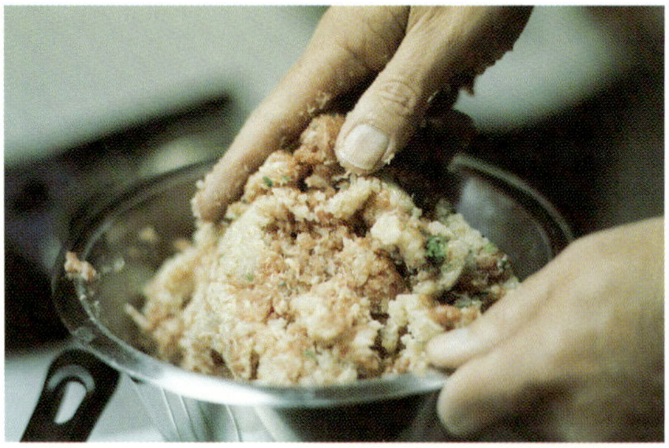

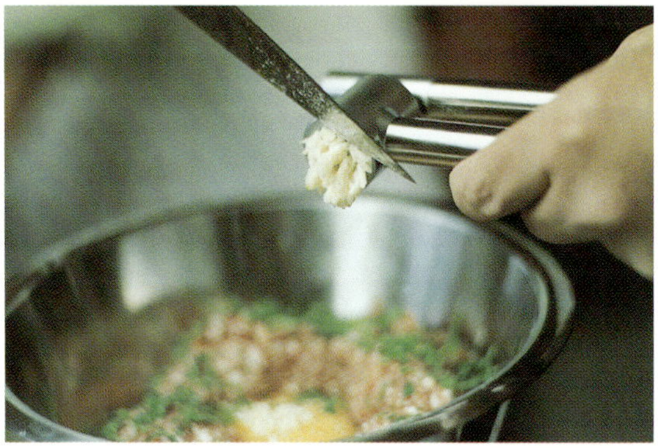

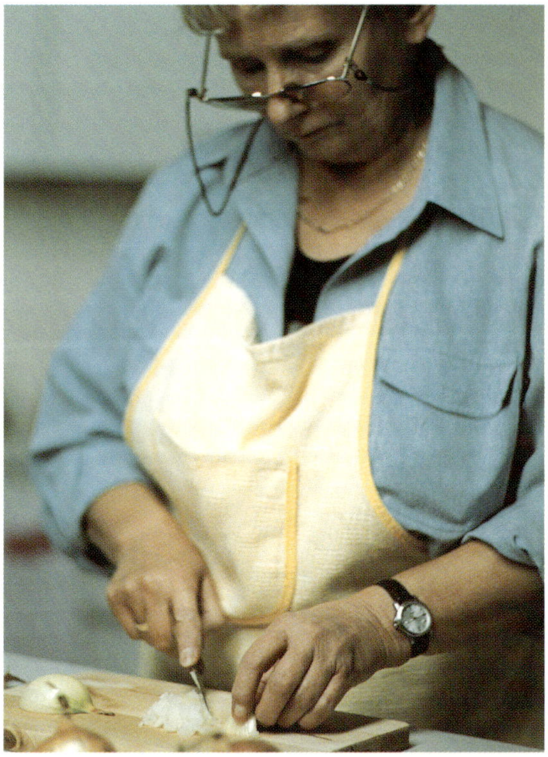

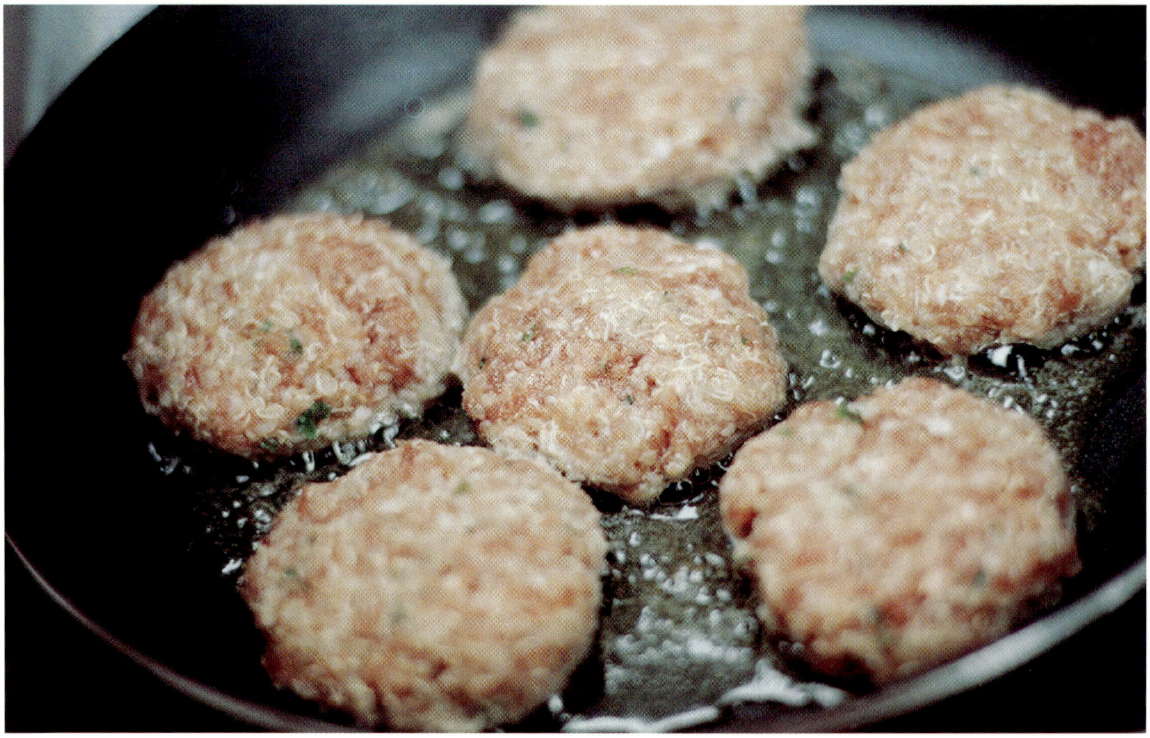

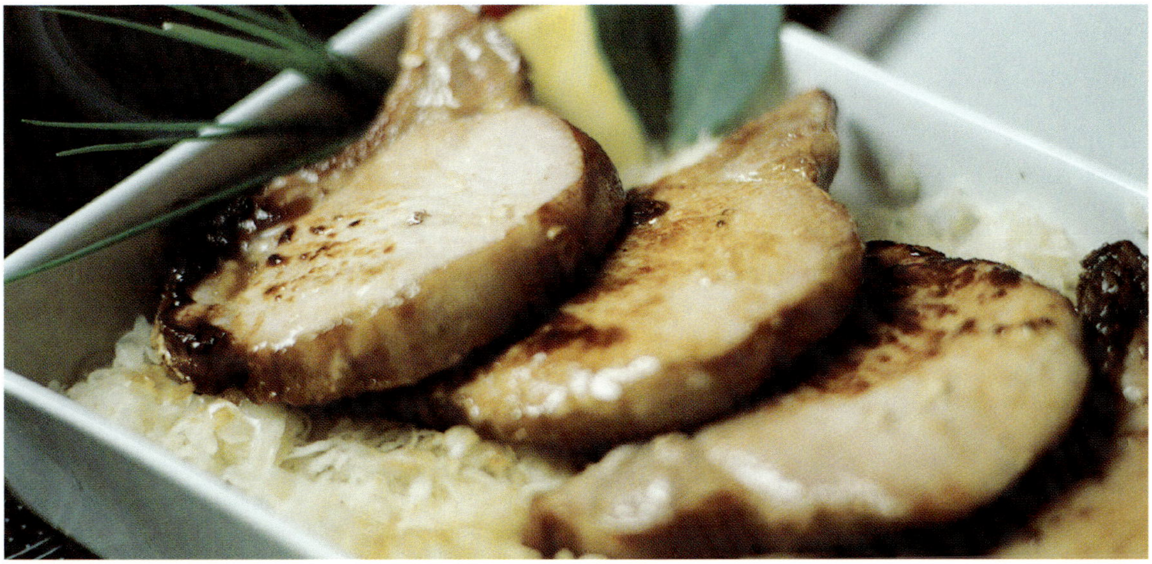

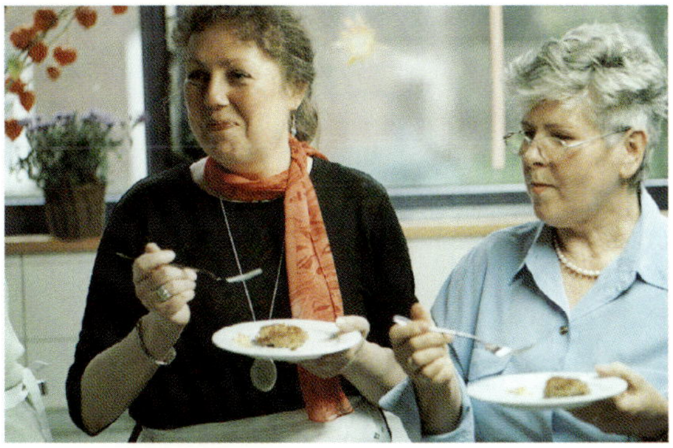

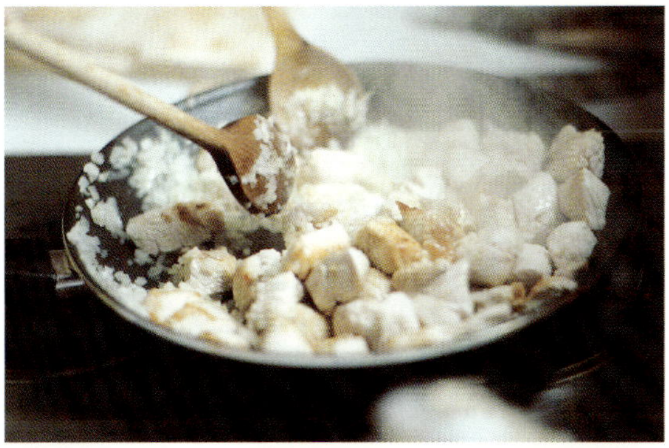

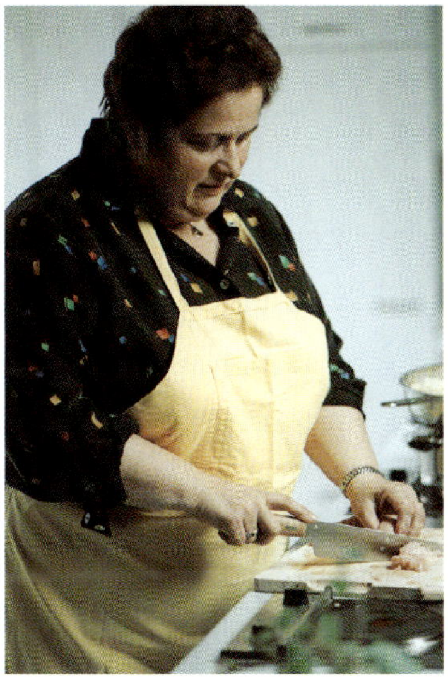

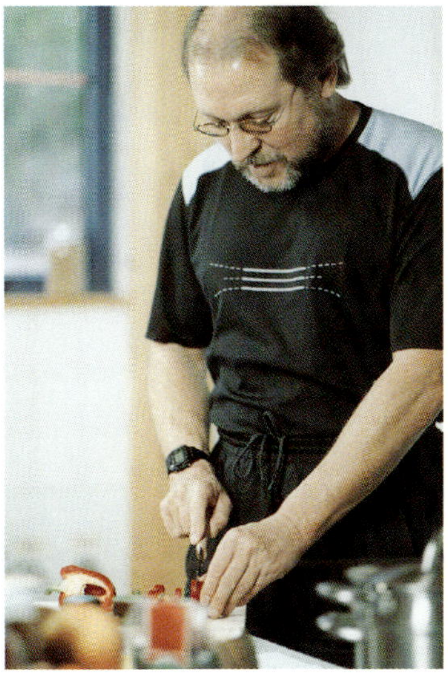

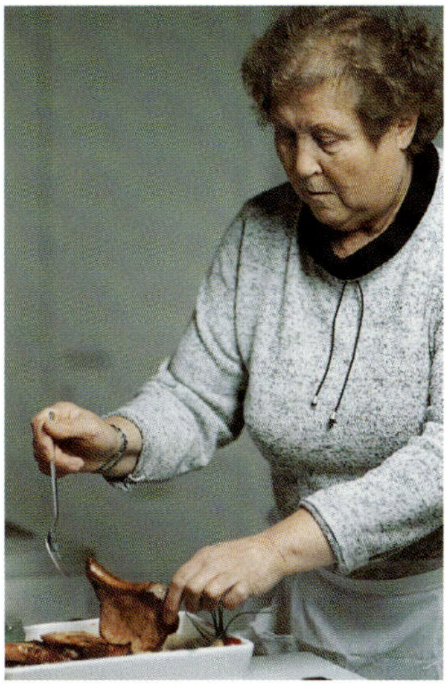

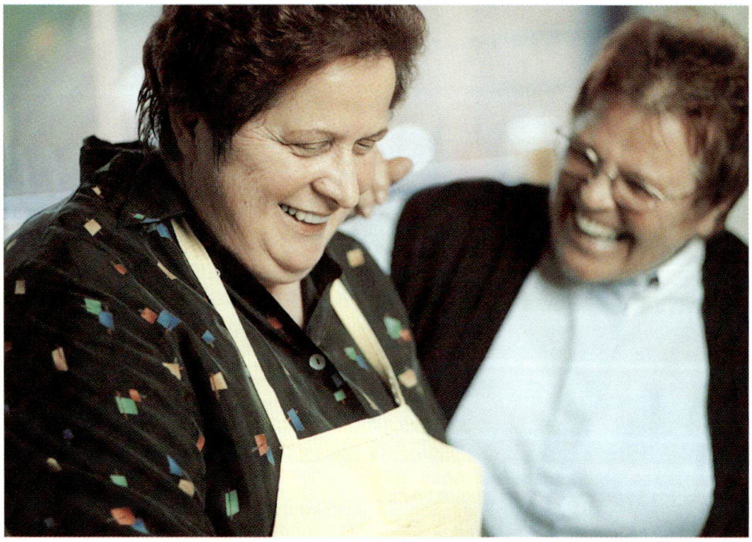

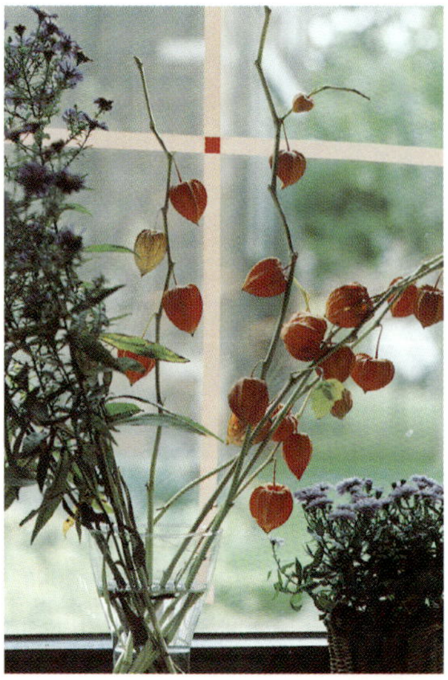

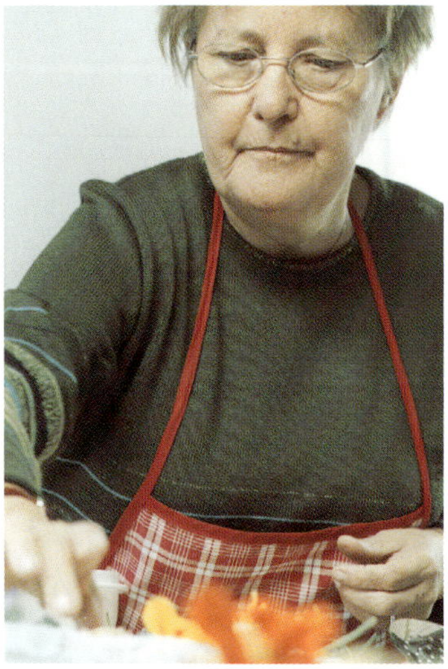

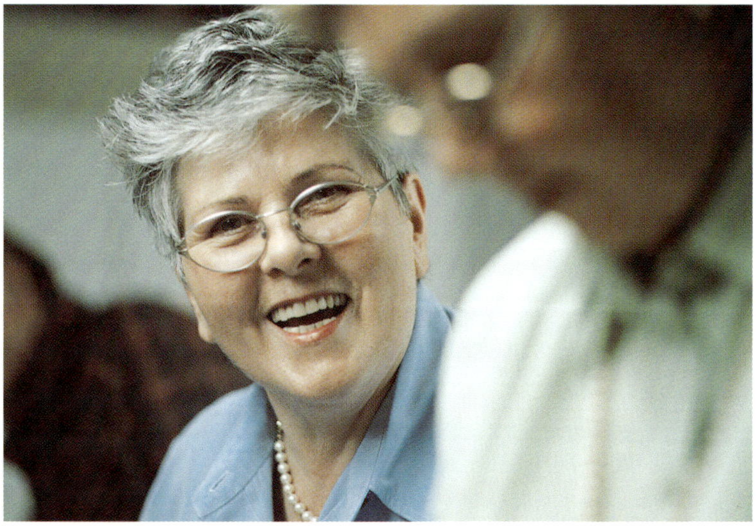

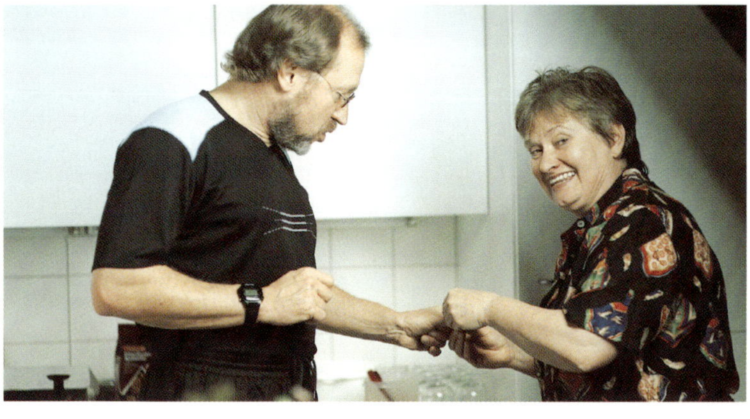

Die Fotos wurden beim Koch-Treff im Oktober 2002 aufgenommen.

Rezeptverzeichnis

Literaturverzeichnis

Bräuer, Martin (unter Mitarbeit von Irmgard Landthaler):
Feine Küche für Diabetiker,
Zabert, München 1999

Bremer, Paul:
Eiweißwunder Lupine, Fit fürs Leben,
Weil der Stadt 1999

Bruker, Max Otto:
Unsere Nahrung – unser Schicksal,
30. Auflage, emu-Verlagsgesellschaft, Lahnstein 1998

Bruker, Max Otto:
Gesund durch richtiges Essen,
Goldmann, München 1999

Bundesanstalt für Ernährung, Karlsruhe, Elmadfa, Ibrahim/Aign, Waltraute/ Muskat, Erich/Fritsche, Doris:
Die große GU Nährwert- und Kalorientabelle,
Gräfe und Unzer, München 2000/2001

Die Fettfibel,
4. Auflage, Fa. Fauser Vitaquell, Hamburg

Hopfenzitz, Petra:
GU Kompass Mineralstoffe,
Gräfe und Unzer, München 1996

Kluthe, Reinhold/Quirin, Herbert:
Abwechslungsreiche Diät für Nierenkranke,
Trias, Stuttgart 1998

Kollath, Werner:
Die Ordnung unserer Nahrung,
Die Ernährung als Wissenschaft,
Medizinverlage Heidelberg, Heidelberg 1998

Kühnau, J./Ganßmann, W.:
Hafer – Ein Element der modernen Ernährung,
Umschau, Frankfurt a. M. 1991

Leitzmann, Claus/Million, Helmut:
Vollwertküche für Genießer,
4. Auflage, Falken, Niedernhausen 2001

Quirin, Herbert (unter Mitwirkung von Gertrud Metz und Sieglinde Schmitting):
Ernährungsfibel für Dialysepatienten,
GRY-Foundation, Freiburg 1999/15

Schönweiss, Günther:
Dialysefibel,
2. Auflage, abakiss, Bad Kissingen 1996

Souci-Fachmann-Kraut:
Die Zusammensetzung der Lebensmittel,
Wissenschaftliche Verlagsgesellschaft, Stuttgart 1989/90

Unger-Göbel, Ulla:
GU Kompass Vitamine,
Gräfe und Unzer, München 1996

Wirths, Willi:
Kleine Nährwert-Tabelle der Deutschen Gesellschaft für Ernährung,
41. Auflage, Umschau, Heidelberg 1999

Bezugsquellen

Lopino

Alberts Tofuhaus,
Hauptstr. 13,
67308 Lautersheim
Telefon 06351/43718
Fax 06351/6901
e-mail: alberts-tofuhaus t-online.de

Fragen Sie auch in Reformhäusern und Naturkostläden

Getreidemühlen

Schnitzer Getreidemühlen,
78112 St. Georgen/Schwarzwald
Fax 07724/8802-20

Naturale GmbH,
Rengoldshauser Str. 21,
88662 Überlingen
Fax 07551/7823

Sauerland-Mühle,
Haushaltskornmühlen GmbH,
Leharstr. 9,
58566 Kierspe
Telefon und Fax 02359/2251

Notizen

Die Autorin

Die Autorin, Jahrgang 1946, hat nach dem Besuch der Volks- und Städt. Handelsschule mehrere Jahre als Stenotypistin gearbeitet. Nach einem „Diakonischen Jahr" entschied sie sich für eine Ausbildung zur Krankenschwester.
Nach Tätigkeit in unterschiedlichen Fachrichtungen begann sie im Oktober 1971 mit der Arbeit in der neugegründeten Dialyse-Abteilung des Knappschafts-Krankenhauses Bottrop unter der Leitung von Dr. Ernst-Rüdiger Debusmann. Parallel zur pflegerischen Tätigkeit machte sie nach einem mehrwöchigen Praktikum in der Diätforschungsküche der Nephrologie der Uniklinik Freiburg i. Breisgau bei Prof. Dr. Reinhold Kluthe Ernährungsberatungen.
Einer längeren Tätigkeit in der klinischen Nephrologie schloss sich 1984 die Anstellung als Krankenschwester beim KfH Kuratorium für Dialyse und Nierentransplantation, Neu-Isenburg, an. Diese Tätigkeit schließt bis heute Ernährungsberatungen ein. Seit einigen Jahren gehören regelmäßige Koch-Treffs mit Dialysepatienten und deren Angehörigen zu ihrem Wirkungsbereich. Im Patienten-Magazin KfH-Aspekte werden ihre Rezepte veröffentlicht.

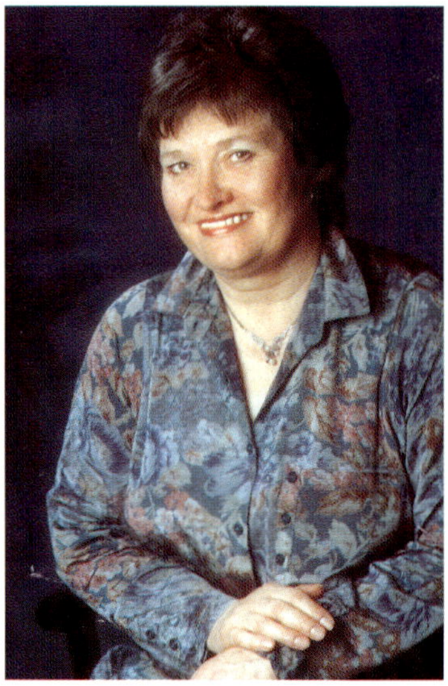

Rita Knoblauch